JN021839

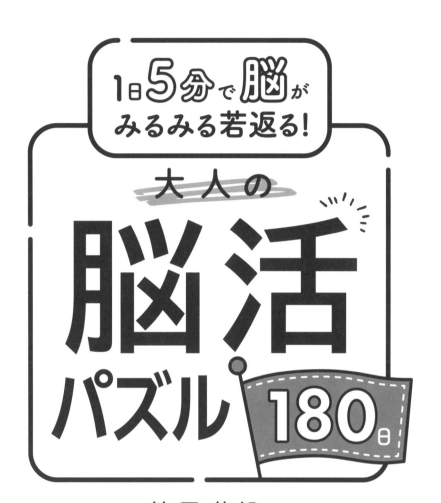

1日**5分**で**脳**がみるみる若返る！

大人の

脳活パズル 180日

篠原 菊紀 監修

西東社

パズルを楽しんで脳をいきいき若々しく

もの忘れやもの覚えが悪くなったと感じることはありませんか？

次の項目で、思い当たるものをチェックしてみましょう。

- ☑ 人の名前が出てこない
- ☑ 置いた場所がわからない
- ☑ どれか1つに決められない
- ☑ 約束・予約を忘れる
- ☑ 自分の考えを伝えることが苦手
- ☑ 作り方、使い方を覚えられない
- ☐ 同じ話を繰り返す
- ☐ 何度も話を聞き返す
- ☑ 2つの作業を同時にはできない
- ☐ 集中する時間が長く続かない

　年齢を重ねるごとに、もの忘れが増えた、もの覚えが悪くなったと感じていませんか？

　知っているはずの名前を忘れたり、何をしようとしたのか忘れてしまうと、がっかりしますよね。

　これは、脳の記憶や情報を一時的に覚えておき、それを使って作業を正しく進める力が低下していることが原因です。この力をワーキングメモリ（作業記憶）といいますが、20歳くらいをピークに、60歳すぎから急速に低下します。一方で、適切なトレーニングをすれば、比較的速やかに向上することが知られています。

　筋肉の場合を考えると、加齢とともに衰え始めても、スポーツやトレーニングに取り組めば、体力全般が向上しますね。これと同じことが脳のワーキングメモリにもいえるのです。

脳科学者　**篠原菊紀**（しのはらきくのり）

**公立諏訪東京理科大学工学部情報応用工学科教授
医療介護・健康工学研究部門長**

専門は脳科学、応用健康科学。遊ぶ、運動する、学習するといった日常の場面における脳活動を調べている。ドーパミン神経系の特徴を利用し遊技機のもたらす快感を量的に計測したり、ギャンブル障害・ゲーム障害の実態調査や予防・ケア、脳トレーニング、AI（人工知能）研究など、ヒトの脳のメカニズムを探求する。

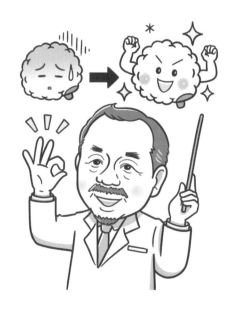

脳の衰えには、脳を鍛えることが必要です

脳のどこを鍛える?

筋トレと脳トレの比較で、嬉しいことがあります。

筋肉はコツコツしたトレーニングを長期に渡って続けて、変化が現れますね。脳トレは、筋トレほど時間を必要とせずに、効果が実感できます。衰えて減っていく筋肉とは違い、本来、考える能力があるにもかかわらず使っていなかった脳に刺激を与えて、目覚めさせるからです。

本書の「脳活パズル」は、難しいパズルではなく、学んだ漢字や言葉、簡単な計算を使いながら解き進み、楽しみながら、バランスよく脳を刺激するように作られています。

脳は、さまざまな部位に分かれています。脳のワーキングメモリに大きな影響を及ぼす「前頭葉」「海馬」に、本書は注目しています。「前頭葉」は、考える、善悪を判断する、運動を行う、集中して学ぶことに関係する重要な器官です。「海馬」は、前頭葉とつながっていて、ものごとを覚えること、つまり記憶力に関係する器官です。両者が連動してワーキングメモリの力を支えます。「脳活パズル」では、言葉や数字を図形と組み合わせることで、この力を効率よく鍛えます。

「もの忘れが増えたな」と感じたら、早めに鍛える

「前頭葉」と「海馬」の働きが衰えると、次のような障害が現れてきます。

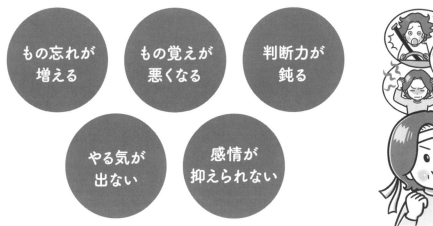

- もの忘れが増える
- もの覚えが悪くなる
- 判断力が鈍る
- やる気が出ない
- 感情が抑えられない

このような症状を感じたら、「脳活パズル」の始めどきといえます。さらに、日常生活の中でワーキングメモリを使っている場面を見つけてみましょう。レシピ通りに料理をつくったり、調べた道順で目的地に行ったり、私たちは普段からワーキングメモリを使っています。今が鍛えどきと、もうひと頑張りすることが「脳活パズル」で鍛えた頭を日常生活に生かしていくコツになります。

脳を鍛えるには楽しむことが大切です

楽しく学習すると、線条体が脳活を支える

脳を鍛えるといっても、無理をすることは、何もありません。本書は1日1ページ、所要時間は5〜10分程度。出題形式に工夫をしてあるので、短時間で脳にさまざまな刺激を与えます。あなたも飽きることなく解き進むことができます。

ただし、楽しむ気持ちではなく、「やらなければいけない」と辛さを感じる状態になると、脳にもストレスを与えるので逆効果となります。

あるときに何ページも一気に解いてみたり、問題を選り好みすることは避けて、毎日、できるならば決まった時間に学習に取り組んでください。

ページを重ねるごとに、考えることがラクになります。言葉がスムーズにでるようになり、問題を解くことが楽しくなっていきます。面倒と思っていた計算も、やってみると、案外簡単。いつもの買い物で計算能力が便利に使えるようになります。

楽しんで行うと、脳の奥ではやる気にかかわる線条体が活性化します。すると記憶の効率を高めたり、スキルアップを速めたりします。修行のような学習は損なのです。

本書のパズルが脳に与える刺激と高める能力を見てみましょう

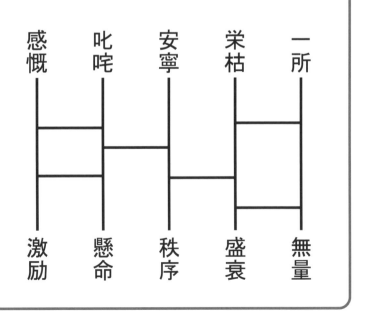

記憶力を高めるパズル

【例題】
四字熟語あみだくじ

四字熟語の前半と後半の二字が一致しません。正すために、2本の線を書き足します。あみだくじの正しい経路を考えながら、四字熟語やその意味を記憶の中から引き出す。同時に複数のことを考える必要があるため、ワーキングメモリが鍛えられます。

発想力を高めるパズル

【例題】
円形単語

どこから読み始めるのかわからない上に、一字が欠けています。変な言葉に思えても、よく考えるとパッとひらめきます。自らのアイデアによって正解を得る喜びを「アハ体験（ひらめき体験）」といいます。これが問題解決力や難所を突破する発想力を鍛えます。

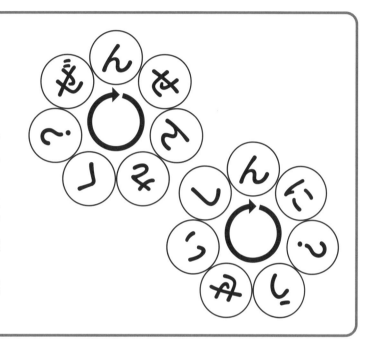

判断力を高めるパズル

【例題】
一度だけすべてを通る

動物がいるマスを避けつつ、すべてを通ってゴールを目指す迷路です。数手先を予測して、進路を決める必要があります。スタートからゴールまで、正確な状況判断力を鍛え、ワーキングメモリの力が向上します。

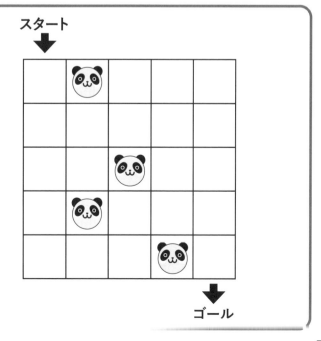

読解力を高めるパズル

【例題】
二字熟語しりとり

ヒントの漢字を元に、熟語をしりとりにします。漢字それぞれの意味を読み解いて、頭の中に整理すると、どのマスに何を書き込むのかが見えてきます。図の内容を理解して言葉を作る学習で、ワーキングメモリが鍛えられ、スラスラと言葉が出るようになります。

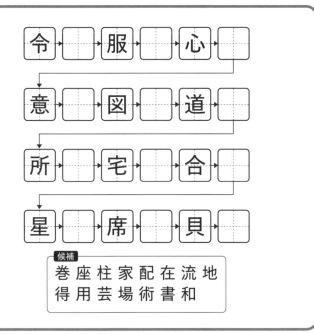

令 → □ → 服 → □ → 心 → □
意 → □ → 図 → 道 → □
所 → □ → 宅 → 合 → □
星 → □ → 席 → □ → 貝 → □

候補
巻 座 柱 家 配 在 流 地
得 用 芸 場 術 書 和

計算力を高めるパズル

【例題】
動物の正体

動物に同じ数字が入ることはわかっている「覆面算」です。繰り上がりを考慮して数字を考えると、ズバッと正解が浮かび上がります。数字を苦手とする人は多いのですが、思い込んでいるだけかもしれません。計算そのものは簡単で、落ち着いて考えると力は付きます。

🐼 6
+ 7 🐼
――――――
1 0 9

🐼 = 3

脳トレに加えて、心身を活発に動かしましょう

生活を楽しみ豊かにして、脳にいい刺激を

脳活パズルのほかに、運動や食事、読書、旅行、周りの人とのコミュニケーションなど、五感を使うことと組み合わせると、さらにいいでしょう。生活を楽しみ豊かにすることは、そのまま脳へのいい刺激となり、機能維持につながります。年齢を重ねても、億劫がらずに心身を活発に動かしていくことが重要です。

また、学習や運動は、短期間、集中的にやればいいというものではなく、楽しく長続きするものでなければなりません。鍛えて高めるだけでなく、使うことによってその力を維持する意識で、トレーニングを習慣化しましょう。

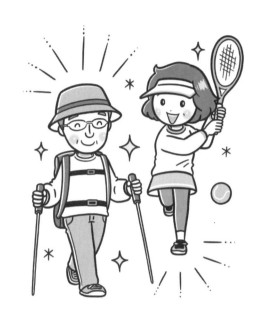

全身の健康管理が、同時に脳の若さも保つ

2019年に世界保健機関（WHO）は「認知機能低下および認知症のリスク低減のためのガイドライン」を公表しています。これによると、認知機能の低下予防には、下記の項目が推奨されています。

「脳活パズル」は認知的なトレーニングにあたります。

脳も体の一部ですから、脳のアンチエイジングを望むなら、全身の健康を意識しましょう。

運動	禁煙	危険で害ある飲酒行動の抑制
地中海食健康的な食事	過体重・肥満・高血圧・高脂血・糖尿病への介入	認知的なトレーニング

楽しみながら、最後までやり切ってください

学習日・所要時間

あなたが学習を積み重ねる進行の様子と、学習の手ごたえの1つの目安として書き込んでみましょう。

学習の効果

そのページの学習で、どんな能力を高める効果があるのかを示しています。

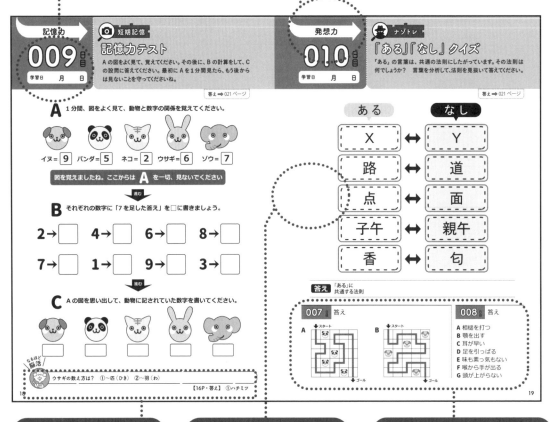

なるほど脳活

誰かに話したくなる雑学のクイズです。2つの候補から答えを選ぶ形式で、気軽に楽しめます。

メモの場所

ページの余白は、漢字や数字の候補を書き出したり、途中の考えをメモして、有効活用してください。

答え

開いている「見開き2ページ」の答えは、ページをめくった次の見開きの「右ページ・下」に掲載されています。別解が存在する場合もあります。

あなたが前向きな暮らしを獲得するために

本書のパズルは、楽しいだけでなく、言葉を覚える、うろ覚えを正す、計算のコツを知る、発想の転換で気づきの楽しさを味わう、といった学習効果も盛り込まれています。

言葉に自信を持てると、話すことが楽しくなり、計算ができると、おおよそで済ませていたことにきっちりした答えが見つかりま

す。話すと、人とのつながりができて、きっちりした答えからは、具体的な努力目標が定まります。「脳活パズル」は、あなたが前向きな暮らしを獲得するためのきっかけです。学ぶこと、考えること、新しいことに挑む楽しさに本書で気づいて、いつまでも元気で活動的な脳や体でいてください。

三字熟語しりとり

A〜Fでは、それぞれ三字熟語が3つずつ「しりとり」になって並んでいます。
空いているマスに漢字を書き込んで、しりとりを完成させてください。

A	B	C	D	E	F
脳 神 	手 仕 	富 士 	家 系 	漢 方 	花 吹
↓	↓	↓	↓	↓	↓
 済 	 務 	 野 	 書 	 剤 	 合
↓	↓	↓	↓	↓	↓
 生 服	 得 税	 団 子	 戸 岬	 範 代	 利 品

三字熟語しりとり

A〜Fでは、それぞれ三字熟語が3つずつ「しりとり」になって並んでいます。
空いているマスに漢字を書き込んで、しりとりを完成させてください。

A	B	C	D	E	F
脳 神	手 仕	富 士	家 系	漢 方	花 吹
↓	↓	↓	↓	↓	↓
済	務	野	書	剤	合
↓	↓	↓	↓	↓	↓
生 服	得 税	団 子	戸 岬	範 代	利 品

漢字・言葉

二字熟語ネットワーク

矢印の方向に読むと二字熟語ができるように、マスに漢字を当てはめてください。

答え ➡ 013 ページ

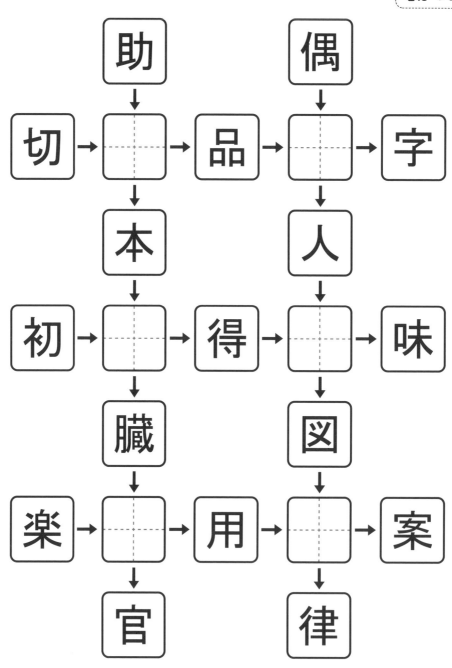

 なるほど脳活

椅子の数え方は？　①〜脚（きゃく）　②〜台（だい）

【188P・答え】　①間が持てない

002日目

学習日　月　日

漢字・言葉
円形単語

A〜Dには、ある単語が円形に並んでいます。時計回り＝右回りで読むのですが、どこから読み始めるのかは、バラバラです。
⑦にひらがなの一字を入れて、言葉にして書きましょう。

答え➡013ページ

A

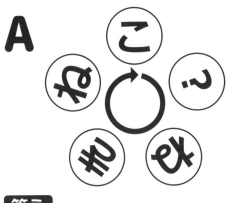

答え ....

....

B

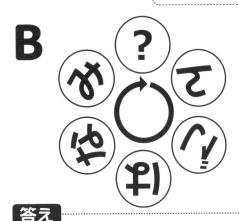

答え ....

....

C

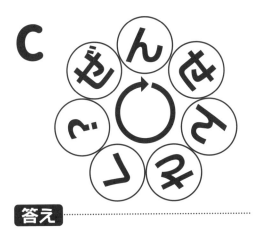

答え ....

....

D

答え ....

....

ウォーミングアップ問題の答え

A 脳神経→経済学→学生服　　**D** 家系図→図書室→室戸岬

B 手仕事→事務所→所得税　　**E** 漢方薬→薬剤師→師範代

C 富士山→山野草→草団子　　**F** 花吹雪→雪合戦→戦利品

漢字・言葉

同じ漢字・読み方違い

A～Iそれぞれに並ぶ3つのマスには、同じ漢字が入ります。
ただし、読み方は違います。
言葉が成り立つ「共通の漢字」を考えて、書きましょう。

答え ➡ 015 ページ

A
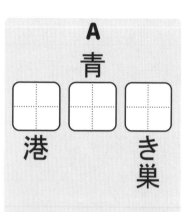

B
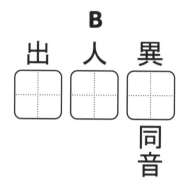

C
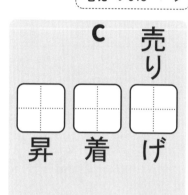

D
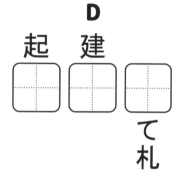

E
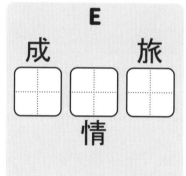

F
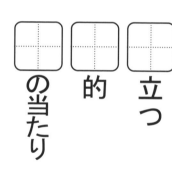

G
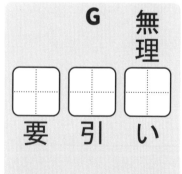

H
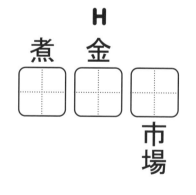

I
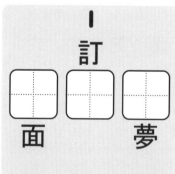

なるほど脳活

①風の便り　②風の噂、正しいのはどちら？

【10P・答え】　①～脚（きゃく）

004

学習日　　月　　日

選手番号の合計は100

あるスポーツで、チームの代表選手を3人選びました。その代表3人の番号を足すと「100」になります。どの3選手が、代表なのでしょうか？　下の□に書き出してみましょう。

答え ➡ 015 ページ

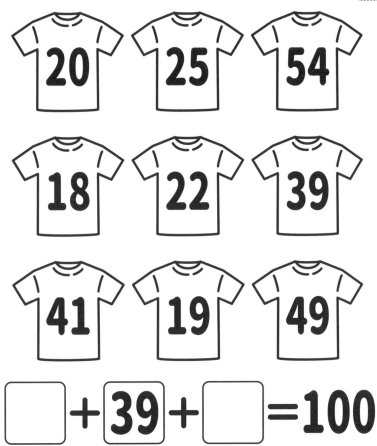

$$\boxed{} + \boxed{39} + \boxed{} = 100$$

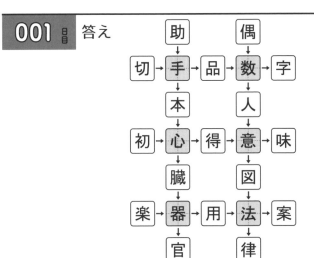

---

001 答え	

```
              助    偶
    切→手→品→数→字
              本    人
    初→心→得→意→味
              臓    図
    楽→器→用→法→案
              官    律
```

002 答え

A「ま」を加えて
「まねきねこ＝招き猫」
B「だ」を加えて
「はなみだんご＝花見団子」
C「ら」を加えて
「さくらぜんせん＝桜前線」
D「ゅ」を加えて
「しんにゅうせい＝新入生」

005 日目

数学・計算

鏡映しの時計

時計が鏡に映っています。とてもややこしいのですが、きちんと見たときの「正確な時間」を答えてください。

答え ➡ 017 ページ

A

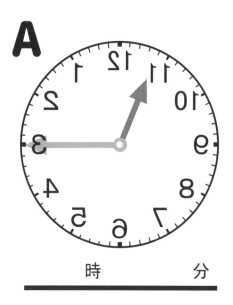

時　　　　　分

B

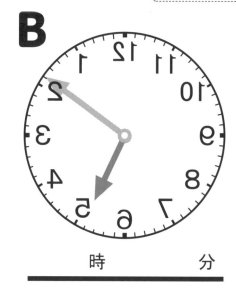

時　　　　　分

C

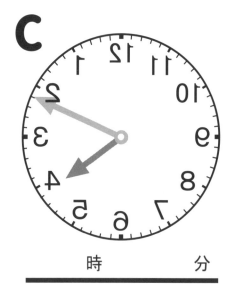

時　　　　　分

D

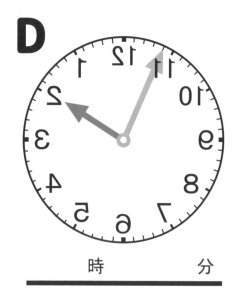

時　　　　　分

なるほど脳活

くしゃみの時速はどの程度？　①チーター（120km/h）程度　②新幹線（300km/h）以上

【12P・答え】　①風の便り

14

006日目

漢字・言葉

仲間はずれ

A、B それぞれ、ある法則にしたがって、言葉を集めました。この中のひとつだけが、法則に合わない「仲間はずれ」になっています。「仲間はずれ」がどれなのか、答えてください。

答え ➡ 017 ページ

A

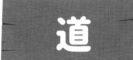 富士　道　空

点　札　信号

●ヒント……渡ることができない色

B

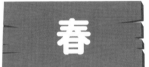 春　汁　魚

刺　三才　二才

●ヒント……「タトゥー」ともいいます

003日目 答え

A「空」空港・青空・空き巣

B「口」出口・人口・異口同音

C「上」上昇・上着・売り上げ

D「立」起立・建立・立て札

E「人」成人・人情・旅人

F「目」目の当たり・目的・目立つ

G「強」強要・強引・無理強い

H「魚」煮魚・金魚・魚市場

I「正」正面・訂正・正夢

004日目 答え

$$20 + 39 + 41 = 100$$

15

007 日目

学習日　　月　　日

図形
一度だけすべてを通る

動物があるマスを通らずに、他のマスをすべて「一度だけ」通って、スタートからゴールに抜け出てください。経路が交差してはいけません。

答え ➡ 019 ページ

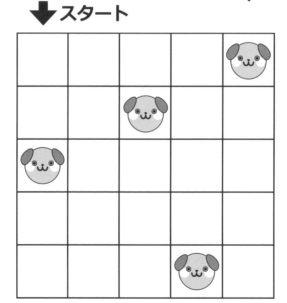

【14P・答え】　②新幹線（300km/h）以上

なるほど脳活

腐らないものはどちら？　①ハチミツ　②コーンポタージュ

008 日目

漢字・言葉

慣用句・線つなぎ

A ～ G の慣用句の前半と後半を線でつないで、意味が通るものにしてください。

答え ➡ 019 ページ

A 相槜を ●　● **素っ気もない**
面白みに欠けて、つまらないこと。

B 顎を ●　● **出す**
困り果てたり、疲れ切った状態。もうどうしようもないお手上げのときにも当てはまる。

C 耳が ●　● **手が出る**
とにかく、どんな手段を使ってでも欲しくてたまらない様子。

D 足を ●　● **早い**
情報や噂をすばやく聞きつけること。

E 味も ●　● **打つ**
相手の話を聞きながら、「なるほど」「はい」「すごいね」と調子を合わせる様子。

F 喉から ●　● **上がらない**
相手に対して、敬意、劣等感、借り、弱みなどがあって、対等に付き合えない状態。

G 頭が ●　● **引っぱる**
自分が原因となって、相手やチームに迷惑をかけてしまうこと。

---

005 日目 答え

A 11時15分　**B** 5時9分
C 4時11分　**D** 1時56分

006 日目 答え

A「空」が仲間はずれ
「赤」を足すと別の言葉になる。「赤富士」「赤道」「赤点」「赤札」「赤信号」
B「三才」が仲間はずれ
「青」を足すと別の言葉になる。「青春」「青汁」「青魚」「刺青」「青二才」

📷 短期記憶

記憶力テスト

Aの図をよく見て、覚えてください。その後に、Bの計算をして、Cの設問に答えてください。最初にAを1分間見たら、もう後からは見ないことを守ってくださいね。

答え ➡ 021 ページ

A　1分間、図をよく見て、動物と数字の関係を覚えてください。

   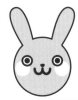 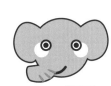

イヌ = 9　　パンダ = 5　　ネコ = 2　　ウサギ = 6　　ゾウ = 7

図を覚えましたね。ここからは **A** を一切、見ないでください

進む ▼

B　それぞれの数字に「7を足した答え」を□に書きましょう。

2 → ☐　　4 → ☐　　6 → ☐　　8 → ☐

7 → ☐　　1 → ☐　　9 → ☐　　3 → ☐

進む ▼

C　Aの図を思い出して、動物に記されていた数字を書いてください。

   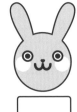 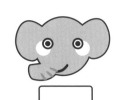

☐　　☐　　☐　　☐　　☐

 なるほど脳活

ウサギの数え方は?　①〜匹（ひき）　②〜羽（わ）

【16P・答え】　①ハチミツ

18

010日目

ナゾトレ

「ある」「なし」クイズ

「ある」の言葉は、共通の法則にしたがっています。その法則は何でしょうか？　言葉を分析して、法則を見抜いて答えてください。

答え ➡ 021 ページ

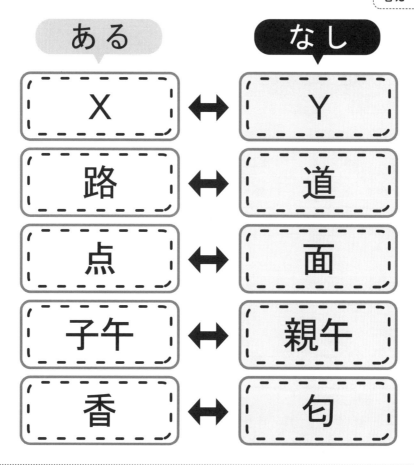

ある		なし
X	↔	Y
路	↔	道
点	↔	面
子午	↔	親午
香	↔	匂

答え　「ある」に共通する法則

007日目 答え

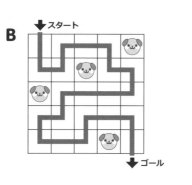

A スタート／ゴール

B スタート／ゴール

008日目 答え

A 相槌を打つ
B 顎を出す
C 耳が早い
D 足を引っぱる
E 味も素っ気もない
F 喉から手が出る
G 頭が上がらない

011 日目

学習日　　月　　日

漢字・言葉

二字熟語しりとり

矢印の方向に読むと二字熟語の「しりとり」になるように、【候補】の中からマスに漢字を入れてください。さらに、使わずに【候補】に残った漢字で、三字熟語を作りましょう。

答え ➡ 023 ページ

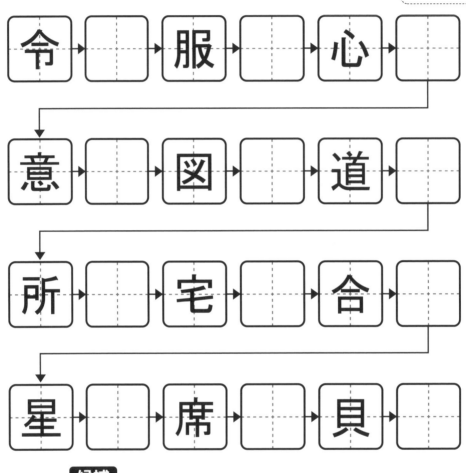

候補

巻 座 柱 家 配 在 流 地
得 用 芸 場 術 書 和

三字熟語

なるほど脳活

①脚光を浴びる　②脚光を集める、正しいのはどちら?

【18P・答え】　②〜羽（わ）

20

012 日目

学習日　　月　　日

漢字・言葉

そっくり漢字探し

同じ漢字がたくさんならんでいる中に、よく似てはいるけれど違う漢字がひとつだけ混じっています。それを探し出してください。

答え ➡ 023 ページ

A

方方方方方方方方方方
方方方方方方方方方
方方方方方方方方方方
方方方方方方方方方方
方方方方方方方方方方
方万方方方方方方方方
方方方方方方方方方方
方方方方方方方方方方
方方方方方方方方方方
方方方方方方方方方方
方方方方方方方方方方
方方方方方方方方方方

B

鳥鳥鳥鳥鳥鳥鳥鳥鳥鳥
鳥鳥鳥鳥鳥鳥鳥鳥鳥鳥
鳥鳥鳥鳥鳥鳥鳥鳥鳥鳥
鳥鳥鳥鳥鳥鳥鳥鳥鳥鳥
鳥鳥鳥鳥鳥鳥鳥鳥鳥鳥
鳥鳥鳥鳥鳥鳥鳥鳥鳥鳥
鳥鳥鳥鳥鳥鳥鳥鳥鳥鳥
鳥鳥鳥鳥鳥鳥鳥鳥鳥鳥
鳥鳥鳥鳥鳥鳥鳥鳥鳥鳥
鳥鳥鳥鳥鳥鳥鳥鳥鳥鳥
鳥鳥鳥鳥鳥鳥鳥鳥鳥鳥
鳥鳥鳥鳥鳥鳥鳥鳥鳥鳥

009 日目 答え

B の計算の答え

2→ 9 　 4→ 11 　 6→ 13 　 8→ 15

7→ 14 　 1→ 8 　 9→ 16 　 3→ 10

A の図の数字を **C** に正しく書けましたか？

010 日目 答え

「ある」の方に「線」をつけると、言葉になる

「X線」「線路・路線」「点線」「子午線」「線香」

013 日目

📐 図形

窓の形合わせ

Aのレモン、Bのパイナップルで、それぞれ①②のように、窓があります。この窓を合わせたときに、①②の形が一致するところはどこでしょうか？　3番目の図に、重なる窓を塗りつぶしましょう。

答え ➡ 025 ページ

A

① 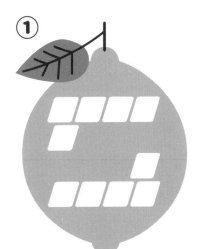　② 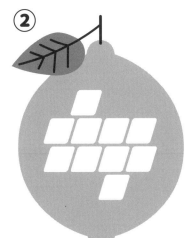　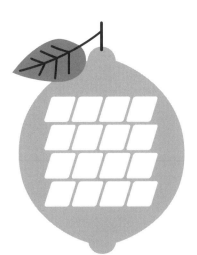

B

① 　②  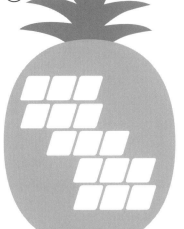　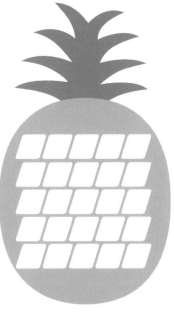

なるほど
脳活

火事になると、ダイヤモンドはどうなる？　①燃える　②状態に変化なし

【20P・答え】　①脚光を浴びる

22

014日目

学習日　　月　　日

📖 漢字・言葉

逆さま読み四字熟語

ふたつの四字熟語を逆さまにして、ひらがなで交互に並べました。
元になっているふたつの四字熟語を漢字で書きましょう。

答え➡ 025 ページ

A

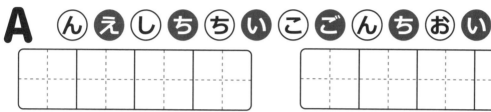
ん え し ち ち い こ ご ん ち お い

人生でたった一回しかないような、貴重な機会。一回しかないそのとき、その場限りの機会。

学んだことを、もう一度調べなおし、新たな道理や考えを手に入れること。

B

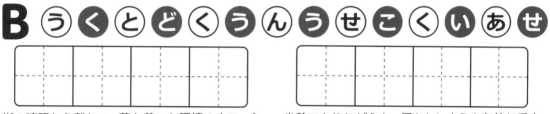
う く と ど く う ん う せ こ く い あ せ

街の喧騒から離れて、落ち着いた環境の中で、心穏やかに暮らす状況。

劣勢でありながらも、何とかしようと有効な手立てを模索する様子。

C

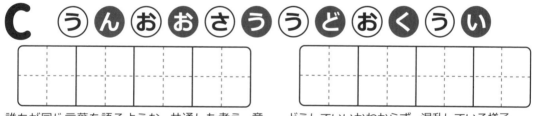
う ん お お さ う う ど お く う い

誰もが同じ言葉を語るような、共通した考え。意見の一致。

どうしていいかわからず、混乱している様子。

011日目 答え

令→和→服→用→心→得

意←地←図←書←道←場

所→在→宅→配→合→流

星←座←席←巻←貝←柱

三字熟語 **芸術家**

012日目 答え

A「方」が並ぶ中に
上から6行目・左から2列目に「万」がある

B「鳥」が並ぶ中に
上から 12 行目・左から 9 列目に「烏」がある

📖 漢字・言葉

漢字合体・熟語作り

A～F それぞれに並ぶ文字は、漢字の部分を示しています。【例】を参考にして、漢字を組み合わせて、二字熟語を作ってください。

答え ➡ 027 ページ

例　十 + 十 + 一 + 也 + 一 ➡ 土 地

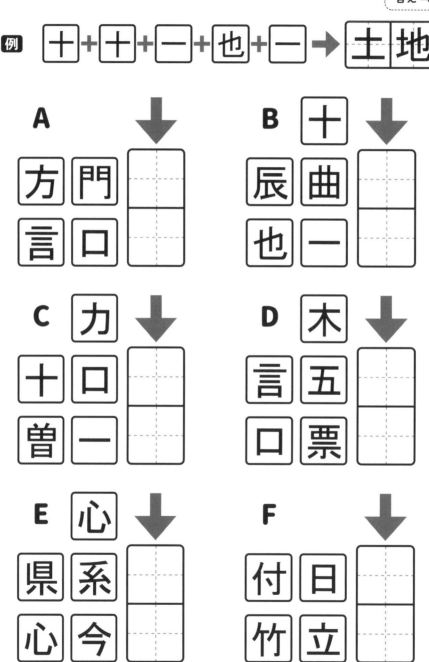

A ⬇
方　門
言　口

B 十 ⬇
辰　曲
也　一

C 力 ⬇
十　口
曽　一

D 木 ⬇
言　五
口　票

E 心 ⬇
県　系
心　今

F ⬇
付　日
竹　立

なるほど脳活

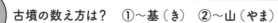

古墳の数え方は？　①〜基（き）　②〜山（やま）

【22P・答え】　①燃える　ダイヤモンドは 800 度で燃える。火事は 1000 度になる

016 日目

数学・計算

使わない数

A～Iにある大きな数字は、ヨコにある4つの数字のうち、3つを足してできるものです。足し算に使わない数字に「×」を書いてください。

答え ➡ 027 ページ

A

58　16　15　18　24

B

33　14　10　11　9

C

68　20　23　17　28

D

35　15　9　10　16

E

24　7　6　5　11

F

47　12　20　14　13

G

45　21　15　13　11

H

78　33　23　22　30

I

81　36　21　38　22

---

013 日目 答え

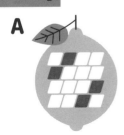

A

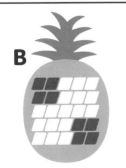

B

014 日目 答え

A いちごいちえ 【一期一会】
　おんこちしん 【温故知新】
B せいこううどく【晴耕雨読】
　あくせんくとう【悪戦苦闘】
C いくどうおん 【異口同音】
　うおうさおう 【右往左往】

017 日目

学習日　　月　　日

🔺 図形

間違い探し

AとBをよく見比べてください。Bには、Aと異なる「間違い」が
6つあります。見つけて〇で囲みましょう。

答え ➡ 029 ページ

A

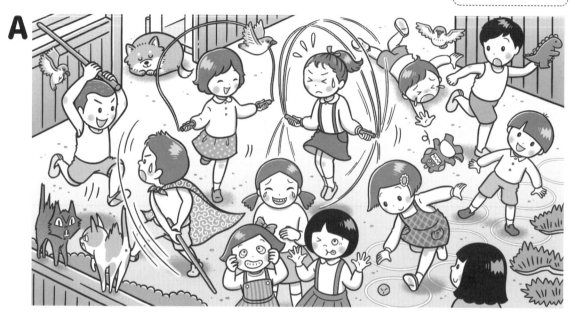

B

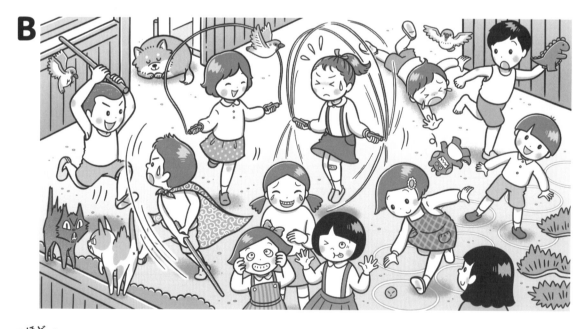

なるほど
脳活

①極め付き　②極めつけ、正しいのはどちら?

【24P・答え】　①〜基（き）

018 日目

漢字・言葉

四字熟語あみだくじ

四字熟語の最初の前半と後半の二字をあみだくじの要領でつなごうとしましたが、うまくいきません。図に2本の線を加えて、正しく四字熟語がつながるようにしてください。

答え ➡ 029 ページ

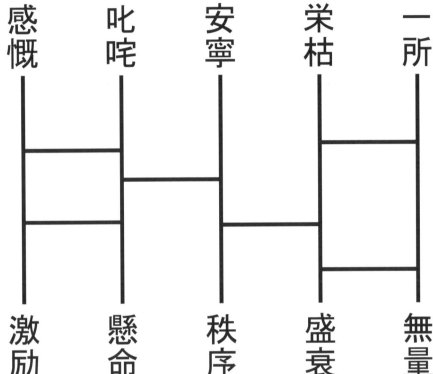

感慨　叱咤　安寧　栄枯　一所

激励　懸命　秩序　盛衰　無量

激励　熱く大声で励ます、応援すること。

懸命　全身全霊で物事に取り組む様子。

秩序　世の中が平和で、安全や秩序が保たれている状況。

盛衰　勢いがあったり、衰えたり、繰り返して世が進むさま。

無量　心が大きく震えて、喜びなどの気持ちに満ちている状態。

015 日目 答え

A 訪問　B 農地　C 増加
D 標語　E 懸念　F 音符

016 日目 答え

A「15」　B「11」　C「20」
D「15」　E「5」　F「12」
G「15」　H「30」　I「36」

漢字・言葉

同じ漢字で四字熟語

A〜Fそれぞれに並ぶ4つのマスには、同じ漢字が入ります。それぞれの四字熟語が成り立つ「共通の漢字」を書きましょう。

答え ⇒ 031 ページ

A

□	大	呼	縄
用	□	吸	文
貧	晩	□	土
乏	成	官	□

B

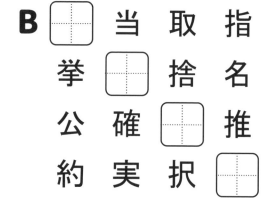

□	当	取	指
挙	□	捨	名
公	確	□	推
約	実	択	□

C

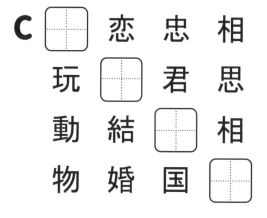

□	恋	忠	相
玩	□	君	思
動	結	□	相
物	婚	国	□

D

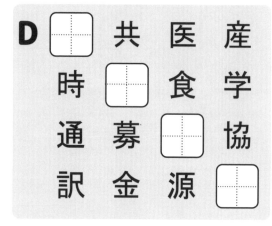

□	共	医	産
時	□	食	学
通	募	□	協
訳	金	源	□

E

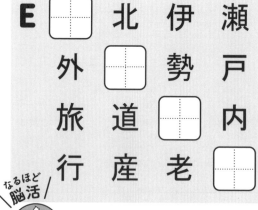

□	北	伊	瀬
外	□	勢	戸
旅	道	□	内
行	産	老	□

F

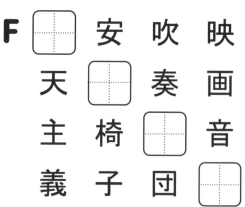

□	安	吹	映
天	□	奏	画
主	椅	□	音
義	子	団	□

なるほど脳活

栄養ドリンクのビンが茶色の理由は？　①再生された原料の色　②紫外線を遮断

【26P・答え】　①極め付き

020 日目

数学・計算

お買い物計算

所持金と商品それぞれの金額を見ながら、A〜D の質問に答えてください。

答え ➡ 031 ページ

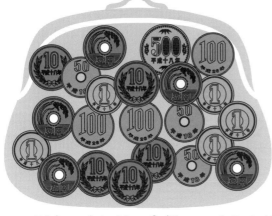

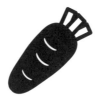
ニンジン
¥50

タマネギ
¥80

A 財布の中には、全部でいくらのお金が入っていますか？ 　　　　円

B 百円硬貨と五十円硬貨の合計金額で、ニンジンは何個買えますか？ 　　　　個

C ニンジン 2 個、タマネギ 3 個買うために五百円硬貨を出しました。お釣りはいくらですか？ 　　　　円

D 十円硬貨、五円硬貨、一円硬貨の合計金額と同じ値段なのは、ニンジン、タマネギのどちら？

017 日目 答え

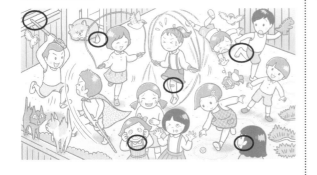

018 日目 答え

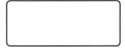

感慨	叱咤	安寧	栄枯	一所
激励	懸命	秩序	盛衰	無量

漢字・言葉

二字熟語ネットワーク

矢印の方向に読むと二字熟語ができるように、マスに漢字を当てはめてください。

答え ➡ 033 ページ

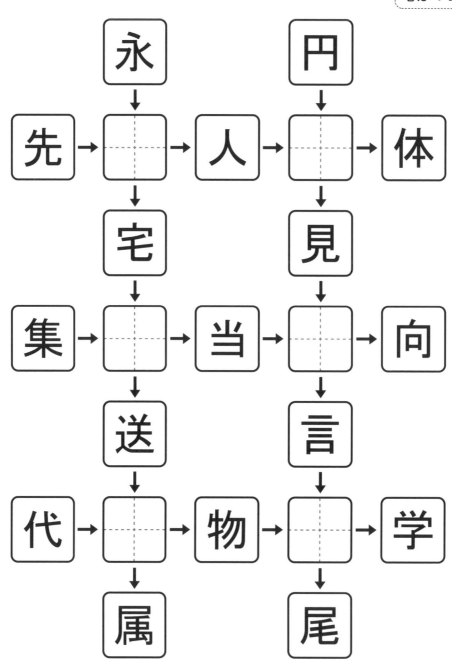

ざるそばの数え方は？　①～枚（まい）　②～杯（はい）

【28P・答え】　②紫外線を遮断

022日目

学習日　　月　　日

漢字・言葉

円形単語

A〜Dには、ある単語が円形に並んでいます。時計回り＝右回りで読むのですが、どこから読み始めるのかは、バラバラです。
❓にひらがな・カタカナの一字を入れて、言葉にして書きましょう。

答え ➡ 033 ページ

A

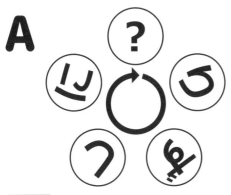

答え _____

B

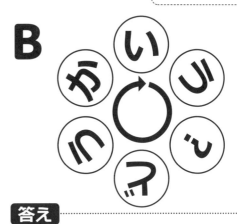

答え _____

C

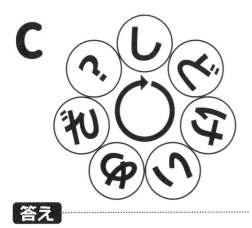

答え _____

D

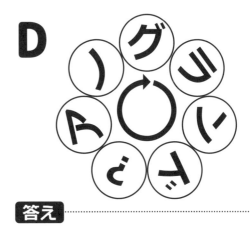

答え _____

019日目 答え

A 器　**B** 選
C 愛　**D** 同
E 海　**F** 楽

020日目 答え

A 所持金は￥1030
B 百円硬貨3＝￥300＋五十円硬貨3＝￥150の合計￥450で、
￥450÷ニンジン￥50＝9個買える
C ニンジン￥50×2＝￥100＋タマネギ￥80×3＝￥240の合計￥340
￥500−￥340＝￥160
D 十円硬貨5＝￥50＋五円硬貨5＝￥25＋一円硬貨5＝￥5＝￥80
タマネギ1個と同じ

023 日目

学習日　　月　　日

漢字・言葉

同じ漢字・読み方違い

A〜Iそれぞれに並ぶ3つのマスには、同じ漢字が入ります。
ただし、読み方は違います。
言葉が成り立つ「共通の漢字」を考えて、書きましょう。

答え ➡ 035 ページ

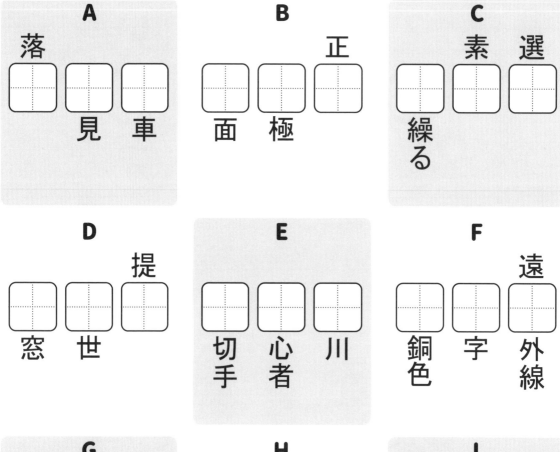

A

落□　□見　□車

B

　　　正
□面　□極　□

C

　素　選
□　□　□
繰る

D

　　　提
□　□　□
窓　世

E

□　□　□
切手　心者　川

F

　　　遠
□　□　□
銅色　字　外線

G

　素
□　□　□
朝　い　速

H

　並
□　□　□
抵　一番　和

I

　長
□　□　□
前　子

なるほど
脳活

①口を濁す　②言葉を濁す、正しいのはどちら？

【30P・答え】　①〜枚（まい）

024日目

数学・計算

選手番号の合計は100

あるスポーツで、チームの代表選手を3人選びました。その代表3人の番号を足すと「100」になります。どの3選手が、代表なのでしょうか？　下の□に書き出してみましょう。

答え ➡ 035 ページ

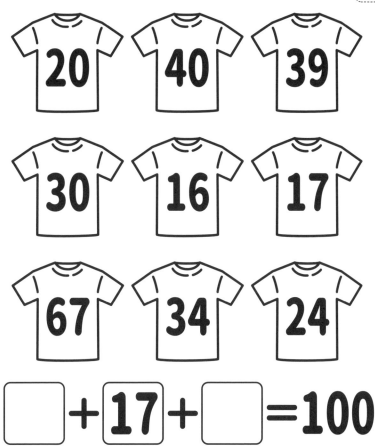

$$\boxed{} + \boxed{17} + \boxed{} = 100$$

021日目 答え

```
          永        円
          ↓        ↓
先→ 住 →人→ 形 →体
          ↓        ↓
          宅        見
          ↓        ↓
集→ 配 →当→ 方 →向
          ↓        ↓
          送        言
          ↓        ↓
代→ 金 →物→ 語 →学
          ↓        ↓
          属        尾
```

022日目 答え

A「ぎ」を加えて
「にぎりずし=握り寿司」
B「ん」を加えて
「うんどうかい=運動会」
C「ま」を加えて
「めざましどけい=目覚まし時計」
D「ピ」を加えて
「グランドピアノ」

数学・計算

鏡映しの時計

時計が鏡に映っています。とてもややこしいのですが、きちんと見たときの「正確な時間」を答えてください。

答え➡ 037 ページ

A

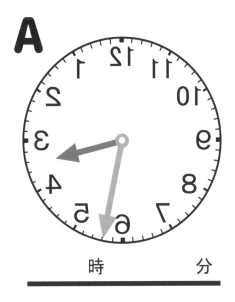

時　　　　分

B

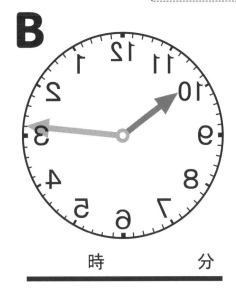

時　　　　分

C

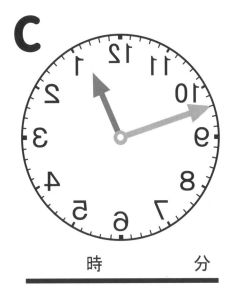

時　　　　分

D

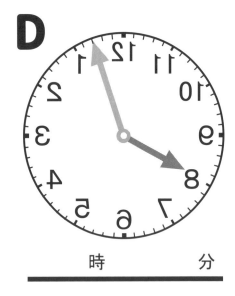

時　　　　分

なるほど
脳活

イカの三角の部分は、どの部位に分類される？　①ヒレ　②頭

【32P・答え】　②言葉を濁す

026

漢字・言葉

仲間はずれ

A、Bそれぞれ、ある法則にしたがって、言葉を集めました。この中のひとつだけが、法則に合わない「仲間はずれ」になっています。「仲間はずれ」がどれなのか、答えてください。

答え ➡ 037 ページ

A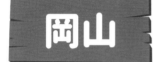

| 東京 | 大阪 | 名古屋 |
| 岡山 | 熊本 | 姫路 |

●ヒント……お殿様がいる所

B

| 桜 | 日 | 松 |
| 根 | 月 | 霧 |

●ヒント……日本は「〇国」です

---

023 答え

A 「下」落下・下見・下車
B 「月」月面・月極・正月
C 「手」手繰る・素手・選手
D 「出」出窓・出世・提出
E 「小」小切手・小心者・小川
F 「赤」赤銅色・赤字・遠赤外線
G 「早」早朝・素早い・早速
H 「大」並大抵・大一番・大和
I 「男」長男・男前・男子

024 答え

$$\boxed{16} + \boxed{17} + \boxed{67} = 100$$

027 日目

学習日　　月　　日

図形

一度だけすべてを通る

動物があるマスを通らずに、他のマスをすべて「一度だけ」通って、スタートからゴールに抜け出てください。経路が交差してはいけません。

答え ➡ 039 ページ

A

⬇ スタート

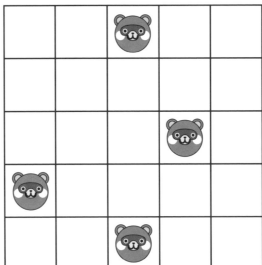

ゴール ⬅

B

⬇ スタート

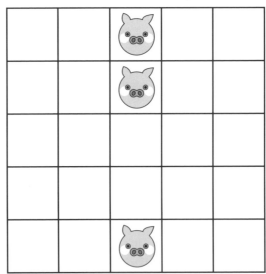

⬇ ゴール

なるほど脳活

相撲の取り組みの数え方は？　①〜番（ばん）　②〜試合（しあい）

【34P・答え】　①ヒレ

028日目

漢字・言葉

慣用句・線つなぎ

A～Gの慣用句の前半と後半を線でつないで、意味が通るものにしてください。

答え ➡ 039 ページ

A　山を ●　　　　**● 広い**

交際範囲が広く、人脈があること。

B　息を ●　　　　**● 掛ける**

根拠のあるなしに関わらず、当たるかも知れないと思って、行動すること。

C へそを ●　　　　**● 空**

他のことに心が奪われて、集中できない様子。

D　芋を ●　　　　**● 曲げる**

機嫌が悪く、素直でなくなること。その心模様が、態度にも表れている状態。

E　馬が ●　　　　**● 洗うよう**

ごちゃごちゃを通り越して、ひしめき合うほど、人が大勢いる状況。大変、込み合っている様子。

F　上の ●　　　　**● 合う**

性格や好み、考え方において、なぜだか一致する相性のいい状況や相手との関係のこと。

G　顔が ●　　　　**● 殺す**

自分の存在を相手や、まわりに知られたくない状況で、物音ひとつ立てないように静かにしている様子。

025日目 答え

A 3時28分　　**B** 10時14分

C 12時48分　　**D** 8時3分

026日目 答え

A「東京」が仲間はずれ

「城」を足すと別の言葉になる。「大阪城」「名古屋城」「岡山城」「熊本城」「姫路城」

B「日」が仲間はずれ

「島」を足すと別の言葉になる。「桜島」「松島」「島根」「月島」「霧島」

029 日目

学習日　　月　　日

△ 図形

図形絵合わせ

A、B、C をそれぞれ 4 枚の絵を組み合わせて作ったときに、ひとつずつ「使わない絵」があります。その番号を答えてください。

答え ➡ 041 ページ

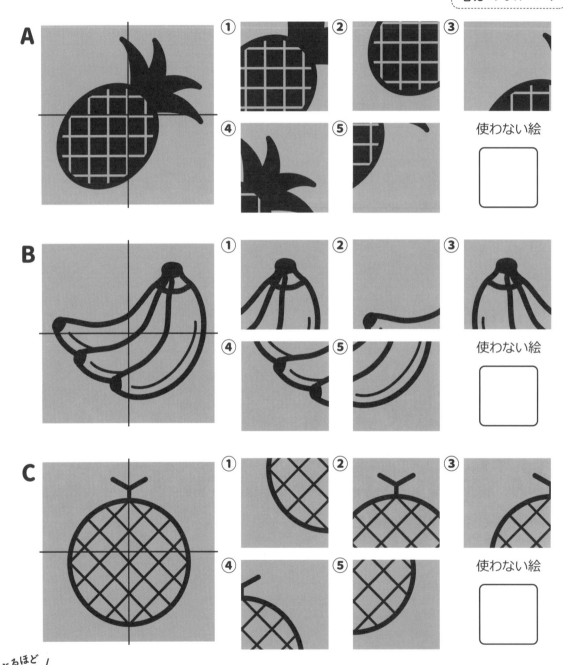

A
① ② ③
④ ⑤
使わない絵

B
① ② ③
④ ⑤
使わない絵

C
① ② ③
④ ⑤
使わない絵

なるほど 脳活

①采配を振る　②采配をふるう、正しいのはどちら？

【36P・答え】　①〜番（ばん）

030日目

ナゾトレ

しりとりゲーム

【候補】のひらがなをマスに当てはめ、しりとりを完成させてください。太い線で結ばれたふたつのマスには、同じひらがなが入ります。

答え ➡ 041 ページ

い [　]━[　] みきりむ [　]━[　] や [　]

[　][　][　]━[　]━[　] んだん [　]

[　] け [　]━[　] のし [　]━[　] ょっぴん [　]

[　] ら [　]━[　] み [　]━[　] いんこーと

候補

と　し　つ　す　る　ぺ　し　ぐ　れ　い　か

027日目 答え

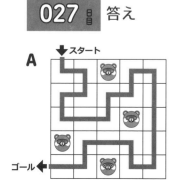

A　スタート
ゴール

B　スタート
ゴール

028日目 答え

A 山を掛ける
B 息を殺す
C へそを曲げる
D 芋を洗うよう
E 馬が合う
F 上の空
G 顔が広い

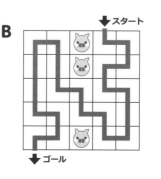

031 日目

学習日　　月　　日

漢字・言葉

二字熟語しりとり

矢印の方向に読むと二字熟語の「しりとり」になるように、【候補】の中からマスに漢字を入れてください。さらに、使わずに【候補】に残った漢字で、三字熟語を作りましょう。

答え ➡ 043 ページ

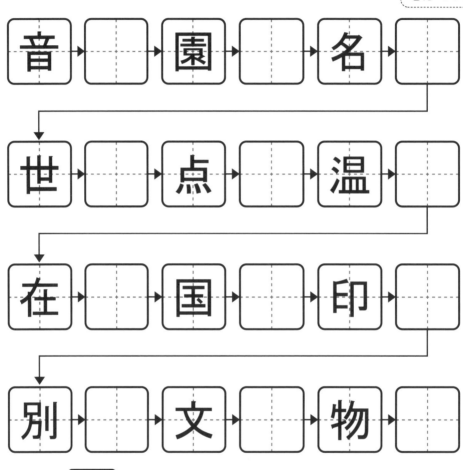

音 → □ → 園 → □ → 名 → □

世 → □ → 点 → □ → 温 → □

在 → □ → 国 → □ → 印 → □

別 → □ → 文 → □ → 物 → □

【候補】

検 潜 鑑 前 旗 存 艦 楽
化 流 水 論 芸 人 中

三字熟語　□□□

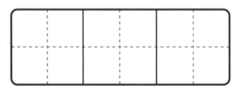

宇宙に行くと、身長はどうなる？　①伸びる　②縮む

【38P・答え】　①采配を振る

40

032 日目

学習日　　月　　日

そっくり漢字探し

同じ漢字がたくさんならんでいる中に、よく似てはいるけれど違う漢字がひとつだけ混じっています。それを探し出してください。

答え ➡ 043 ページ

A

東東東東東東東東東**車**
東東東東東東東東東東
東東東東東東東東東東
東東東東東東東東東東
東東東東東東東東東東
東東東東東東東東東東
東東東東東東東東東東
東東東東東東東東東東
東東東東東東東東東東
東東東東東東東東東東
東東東東東東東東東東
東東東東東東東東東東
東東東東東東東東東東

B

拳拳拳拳拳拳拳拳拳拳
拳拳拳拳拳拳拳拳拳拳
拳拳拳拳拳拳拳拳拳拳
拳拳拳拳拳拳拳拳拳拳
拳拳拳拳拳拳拳拳拳拳
拳拳拳拳拳拳拳拳拳拳
拳拳拳拳拳拳拳拳拳拳
拳拳拳拳**挙**拳拳拳拳
拳拳拳拳拳拳拳拳拳拳
拳拳拳拳拳拳拳拳拳拳
拳拳拳拳拳拳拳拳拳拳
拳拳拳拳拳拳拳拳拳拳

---

029 日目 答え

A ①　　**B** ③　　**C** ②

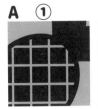 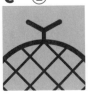

030 日目 答え

いか ー かみきりむし ー しゃつ ー つる ー るーぺ ー ぺんだんと ー とけい ー いのしし ー しょっぴんぐ ー ぐらす ー すみれ ー れいんこーと

数学・計算

動物の正体

動物は、1～9のいずれかの数字に置き換えることができます。
計算の内容から数字を判断して、動物の数字を答えましょう。

答え ➡ 045 ページ

A

$$4 \quad \text{}$$
$$+ \quad \text{} \quad 6$$

1　2　3

 = □

B

$$\text{} \quad 6$$
$$+ \quad 7 \quad \text{}$$

1　0　9

 = □

C

$$5 \quad \text{}$$
$$+ \quad \text{} \quad 3$$

1　5　2

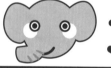 = □

D

$$\text{} \quad 3$$
$$+ \quad 9 \quad \text{}$$

1　3　7

 = □

なるほど
脳活

箪笥（たんす）の数え方は？　①～棹（さお）　②～台（だい）

【40P・答え】　①伸びる　脊椎の椎間板が無重力で伸びるため

034日目

漢字・言葉

逆さま読み四字熟語

ふたつの四字熟語を逆さまにして、ひらがなで交互に並べました。
元になっているふたつの四字熟語を漢字で書きましょう。

答え ⇒ 045 ページ

A

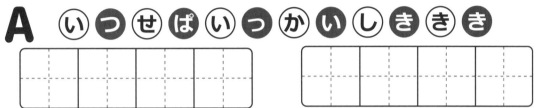

いつせぱいっかいしきき

ギリギリまで追い詰められて、もう後がない窮地。
ここで挽回しないと終わる瀬戸際。

劣勢を一気に挽回するだけでなく、逆に優位に立
つほどの得策。大逆転。

B

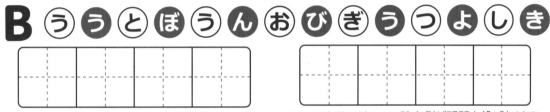

ううとぼうんおびぎうつよしき

いろいろそつなくこなしているように見えて、どれ
もが中途半端で極まっていない状態。

説明や演説に対して、聴衆側が疑問を投げかけて、
演者がそれに答えるやり取り。

C

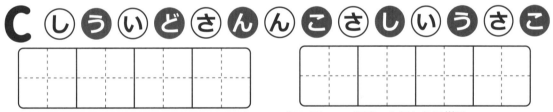

しういどさんんこさしいうさこ

仕事とプライベートなど、公的な事と私的な事を
一緒くたにしてしまう考え方。

繰り返して、何度でも行われる様子。

031日目 答え

音	楽	園	芸	名	前

世	論	点	検	温	存

在	中	国	旗	印	鑑

別	人	文	化	物	流

三字熟語　潜水艦

032日目 答え

A「東」が並ぶ中に
上から1行目・右端に「車」がある

B「拳」が並ぶ中に
上から9行目・左から5列目に「挙」が
ある

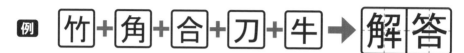

漢字・言葉

漢字合体・熟語作り

A～Fそれぞれに並ぶ文字は、漢字の部分を示しています。【例】を参考にして、漢字を組み合わせて、二字熟語を作ってください。

答え ➡ 047 ページ

例　竹 ＋ 角 ＋ 合 ＋ 刀 ＋ 牛 ➡ 解 答

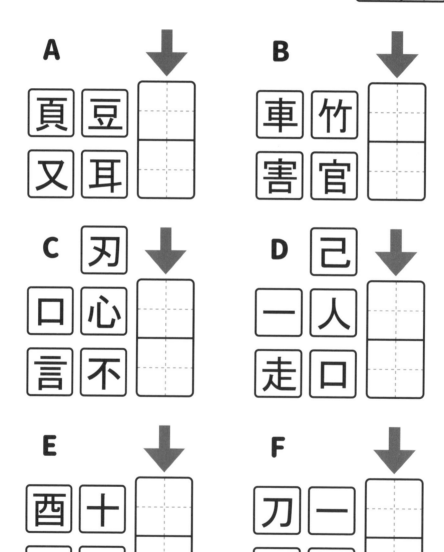

A　頁　豆　又　耳

B　車　竹　害　官

C　刃　口　心　言　不

D　己　一　人　走　口

E　酉　十　又　己

F　刀　一　人　七

なるほど脳活

①汚名返上　②汚名挽回、正しいのはどちら?

【42P・答え】　①～棹（さお）

036日目

学習日　　月　　日

数学・計算

使わない数

A～Iにある大きな数字は、ヨコにある4つの数字のうち、3つを足してできるものです。足し算に使わない数字に「×」を書いてください。

答え ➡ 047ページ

A

49　23 20 12 14

B

35　8 17 10 7

C

56　17 18 24 14

D

60　25 19 15 16

E

38　7 13 10 18

F

41　19 10 12 9

G

88　28 33 25 35

H

71　20 27 17 34

I

96　33 25 38 24

033日目 答え

A = 7　　B = 3

C = 9　　D = 4

034日目 答え

A ききいっぱつ 【危機一髪】
　きしかいせい 【起死回生】
B きようびんぼう【器用貧乏】
　しつぎおうとう【質疑応答】
C こうしこんどう【公私混同】
　さいさんさいし【再三再四】

037 日目

学習日　　月　　日

④ 図形

同じモノ探し

A 〜 P まで 16 の絵が並んでいます。この中に全く同じ絵がふたつ＝1組あります。それは、どれとどれでしょうか？　A 〜 P の文字を〇で囲んでみましょう。

答え ➡ 049 ページ

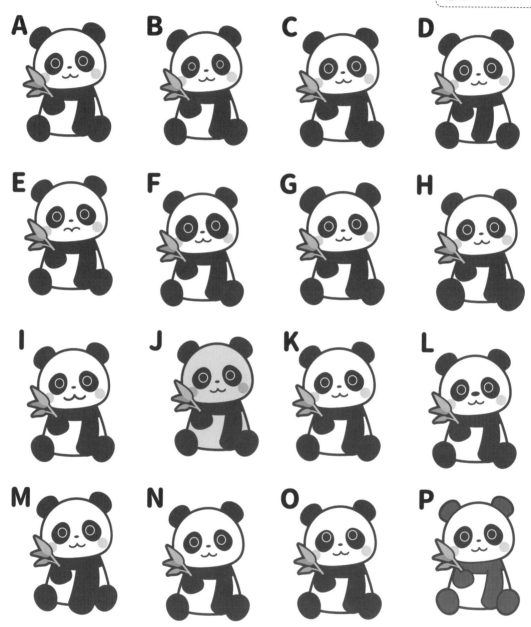

なるほど
脳活

冷たいものを食べると頭が痛くなる現象の名は？　①かき氷頭痛　②アイスクリーム頭痛

【44P・答え】　①汚名返上

038

学習日　　月　　日

四字熟語あみだくじ

四字熟語の最初の前半と後半の二字をあみだくじの要領でつなごうとしましたが、うまくいきません。図に2本の線を加えて、正しく四字熟語がつながるようにしてください。

答え ➡ 049 ページ

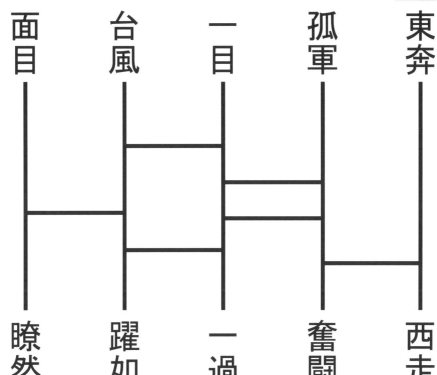

面目　台風　一目　孤軍　東奔

瞭然　躍如　一過　奮闘　西走

瞭然　見ただけでわかるような、明らかな状況。

躍如　世間の評判、期待にしっかり応え活躍すること。

一過　難所を切り抜けて、落ち着いた状態になること。

奮闘　応援者がない中、自力で何とかしようと頑張ること。

西走　あっちへこっちへと、忙しく走り回ること。

---

035 答え

A 頭取　**B** 管轄

C 否認／認否　**D** 起因

E 支配　**F** 大切

036 答え

A「20」　**B**「7」　**C**「17」

D「15」　**E**「10」　**F**「9」

G「33」　**H**「27」　**I**「24」

漢字・言葉
同じ漢字で四字熟語

A〜Fそれぞれに並ぶ4つのマスには、同じ漢字が入ります。それぞれの四字熟語が成り立つ「共通の漢字」を書きましょう。

答え ➡ 051 ページ

A

□	修	馬	品
三	□	鹿	行
角	予	□	方
形	算	直	□

B
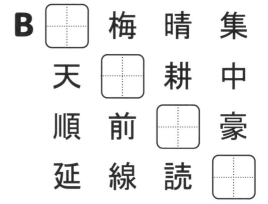

□	梅	晴	集
天	□	耕	中
順	前	□	豪
延	線	読	□

C

□	少	国	謹
功	□	民	賀
序	野	□	新
列	球	金	□

D
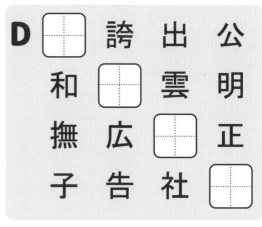

□	誇	出	公
和	□	雲	明
撫	広	□	正
子	告	社	□

E
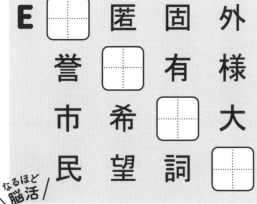

□	匿	固	外
誉	□	有	様
市	希	□	大
民	望	詞	□

F
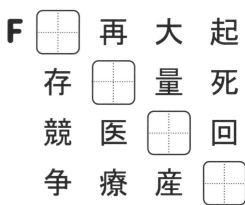

□	再	大	起
存	□	量	死
競	医	□	回
争	療	産	□

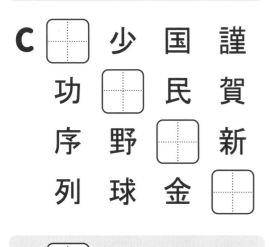

なるほど脳活

ハサミの数え方は？　①〜本（ほん）　②〜挺（ちょう）

【46P・答え】　②アイスクリーム頭痛

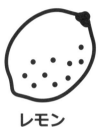

数学・計算

お買い物計算

所持金と商品それぞれの金額を見ながら、A～D の質問に答えてください。

答え ➡ 051 ページ

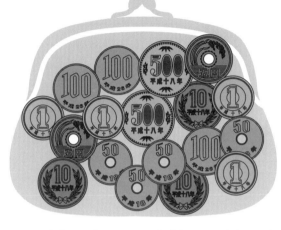

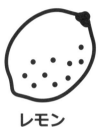
レモン
¥90

カキ
¥120

A 財布の中には、全部でいくらのお金が入っていますか？

　　　　円

B 五百円硬貨の合計金額から、残りの硬貨の合計金額を引くといくらですか？

　　　　円

C 五十円硬貨、十円硬貨、五円硬貨の合計金額で、カキは何個買えますか？

　　　　個

D レモン 7 個、カキ 7 個を買いました。財布の中にはいくら残っているでしょう？

　　　　円

---

037 日目 答え

A と K が同じ絵です

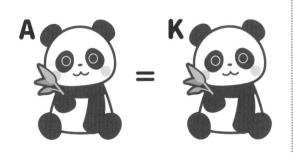

A = K

038 日目 答え

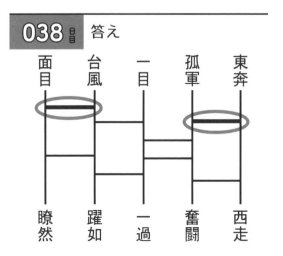

面目 — 瞭然
台風 — 躍如
一目 — 一過
孤軍 — 奮闘
東奔 — 西走

漢字・言葉

二字熟語ネットワーク

矢印の方向に読むと二字熟語ができるように、マスに漢字を当てはめてください。

答え ➡ 053 ページ

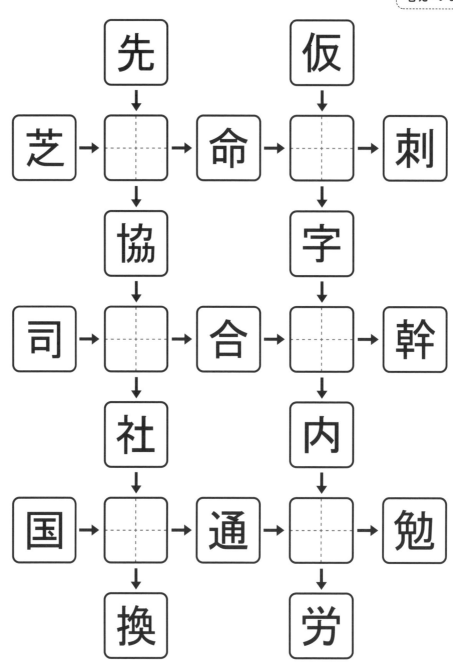

 なるほど脳活

①濡れ手で泡　②濡れ手で粟、正しいのはどちら?

【48P・答え】　②〜挺（ちょう）

042 日目

学習日　　月　　日

📖 漢字・言葉

円形単語

A〜Dには、ある単語が円形に並んでいます。時計回り＝右回りで読むのですが、どこから読み始めるのかは、バラバラです。❓にひらがな・カタカナの一字を入れて、言葉にして書きましょう。

答え ➡ 053 ページ

A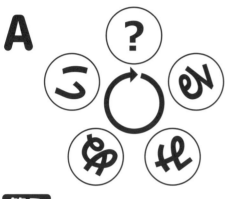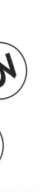

答え _____

B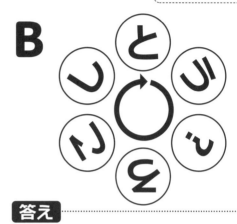

答え _____

C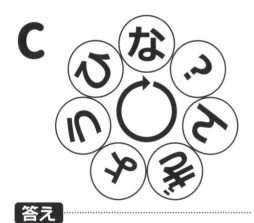

答え _____

D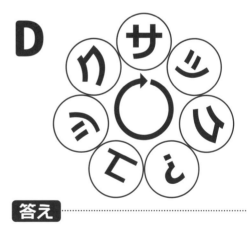

答え _____

---

039 日目 答え

A 正　B 雨
C 年　D 大
E 名　F 生

040 日目 答え

A 所持金は￥1544

B 五百円硬貨2＝￥1000−(百円硬貨3＝￥300＋五十円硬貨4＝￥200＋十円硬貨3＝￥30＋五円硬貨2＝￥10＋一円硬貨4＝￥4の合計￥544)＝￥456

C 五十円硬貨4＝￥200＋十円硬貨3＝￥30＋五円硬貨2＝￥10の合計￥240で、￥240÷カキ￥120＝2個買える

D ￥1544−(レモン￥90×7＝630＋カキ￥120×7＝840の合計￥1470)＝￥74

043日目

📖 漢字・言葉

同じ漢字・読み方違い

A～Iそれぞれに並ぶ3つのマスには、同じ漢字が入ります。
ただし、読み方は違います。
言葉が成り立つ「共通の漢字」を考えて、書きましょう。

答え ➡ 055 ページ

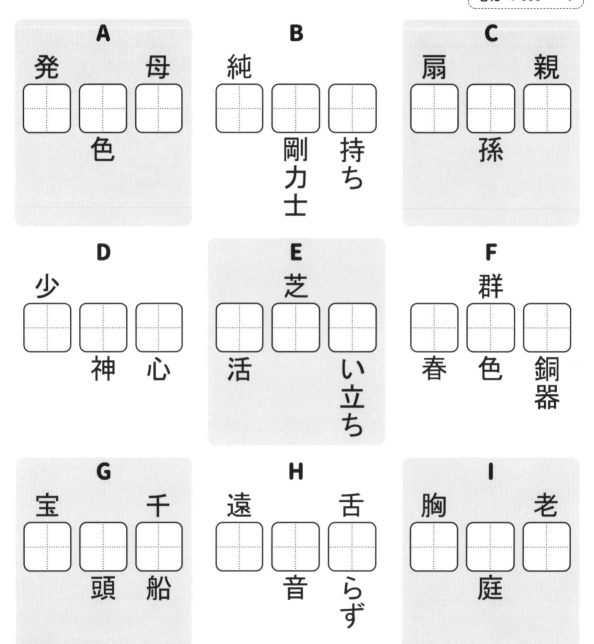

A
発□　□　母□
□色

B
純□　□　□
□剛力士　□持ち

C
扇□　□　親□
□孫

D
少□　□　□
□神　□心

E
□芝□
□活　□い立ち

F
群□　□　□
□春　□色　□銅器

G
宝□　□　千□
□頭　□船

H
遠□　□　舌□
□音　□らず

I
胸□　□　老□
□庭

なるほど脳活

フグの膨らんでいる部分は、どの部位？　①胃　②頬

044 日目

学習日　　月　　日

数学・計算

選手番号の合計は100

あるスポーツで、チームの代表選手を3人選びました。その代表3人の番号を足すと「100」になります。どの3選手が、代表なのでしょうか？　下の□に書き出してみましょう。

答え ➡ 055 ページ

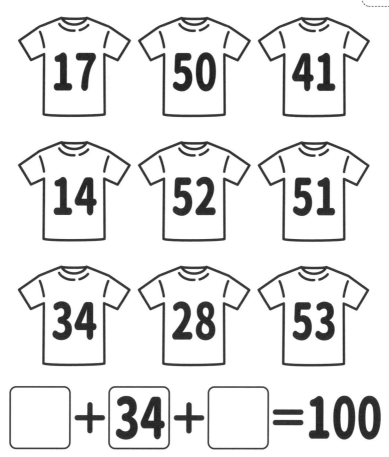

$$\boxed{} + \boxed{34} + \boxed{} = 100$$

---

041 日目 答え

```
        先      仮
芝→生→命→名→刺
        協      字
司→会→合→体→幹
        社      内
国→交→通→勤→勉
        官      労
```

---

042 日目 答え

A「ぐ」を加えて
「ぬいぐるみ＝縫いぐるみ」
B「も」を加えて
「とうもろこし＝玉蜀黍」
C「に」を加えて
「ひなにんぎょう＝雛人形」
D「リ」を加えて
「リュックサック」

045 日目

数学・計算

鏡映しの時計

時計が鏡に映っています。とてもややこしいのですが、きちんと見たときの「正確な時間」を答えてください。

答え ➡ 057 ページ

A

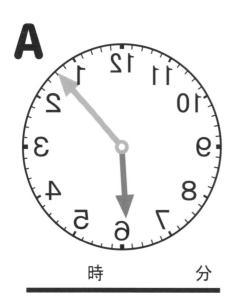

時　　　　　分

B

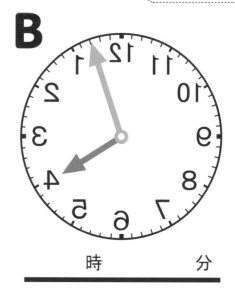

時　　　　　分

C

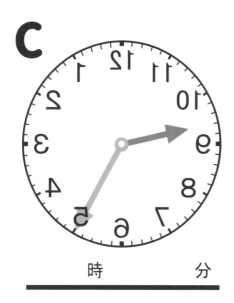

時　　　　　分

D

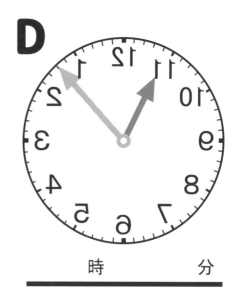

時　　　　　分

なるほど脳活

盆栽（ぼんさい）の数え方は？　①〜鉢（はち）　②〜植（うえ）

【52P・答え】　①胃

046 日目

学習日　　月　　日

📖🔍 漢字・言葉

仲間はずれ

A、B それぞれ、ある法則にしたがって、言葉を集めました。この中のひとつだけが、法則に合わない「仲間はずれ」になっています。「仲間はずれ」がどれなのか、答えてください。

答え ➡ 057 ページ

A

味噌汁　　指導員　　音符

空　　ドレス　　ファンタジー

●ヒント……ドーナツやレモン、唄ってみよう

B

フロバ　　ゾウキン　　ヤキリンゴ

サイコロ　　トランプ　　ルーレット

●ヒント……獣の鳴き声が聞こえる

---

043 日目　答え

A 「音」発音・音色・母音　　F 「青」青春・群青色・青銅器

B 「金」純金・金剛力士・金持ち　　G 「石」宝石・石頭・千石船

C 「子」扇子・子孫・親子　　H 「足」遠足・足音・舌足らず

D 「女」少女・女神・女心　　I 「中」胸中・中庭・老中

E 「生」生活・芝生・生い立ち

044 日目　答え

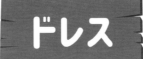

$$\boxed{14}+\boxed{34}+\boxed{52}$$
$$=100$$

図形

一度だけすべてを通る

動物があるマスを通らずに、他のマスをすべて「一度だけ」通って、スタートからゴールに抜け出てください。経路が交差してはいけません。

答え ➡ 059 ページ

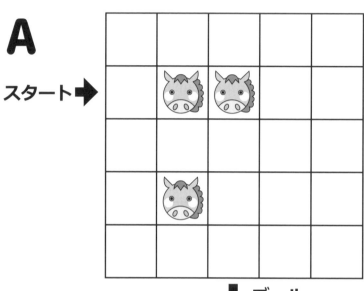

A

スタート ➡

➡ ゴール

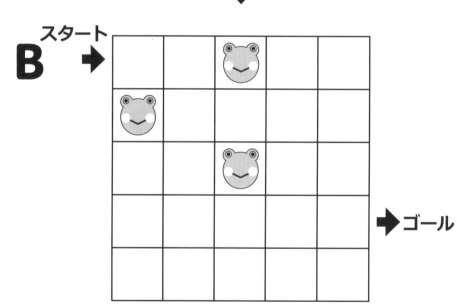

スタート

B

➡

➡ ゴール

なるほど脳活

①二の舞を踏む　②二の舞を演じる、正しいのはどちら？

【54P・答え】　①〜鉢（はち）

048日目

漢字・言葉

慣用句・線つなぎ

A～Gの慣用句の前半と後半を線でつないで、意味が通るものにしてください。

答え ➡ 059 ページ

A 手の・　　・**脱ぐ**

とてもかなわないと、相手に降参している状態。参りました、と負けを認めた様子。

B 肩の・　　・**刺す**

相手の間違い、約束破りがないようにしっかり確認を促すこと。

C 兜を・　　・**裏を返す**

急変。突然がらりと変わる様子。

D 気が・　　・**荷が下りる**

重圧から解放されて、責任や負担がなくなり、ほっとすること。

E 口火を・　　・**置けない**

余分な遠慮、気づかい、心配を必要とせず、リラックスした状態で、自然体で付き合える様子。

F 肝を・　　・**切る**

みんなの先頭に立ち、自分から行動を始めること。考えを述べ始めること。

G 釘を・　　・**潰す**

心に大きな衝撃を受けて、とても驚くこと。

045日目 答え

A 6時7分　　**B** 4時3分

C 9時25分　　**D** 11時7分

046日目 答え

A「音符」が仲間はずれ　　言葉の中に「ドレミ音階」が入っている。「味噌汁＝ミソ」「指導員＝シド」「空＝ソラ」「ドレス＝ドレ」「ファンタジー＝ファ」

B「ルーレット」が仲間はずれ　　言葉の中に「動物の名前」が入っている。「フロバ＝ロバ」「ゾウキン＝ゾウ」「ヤキリンゴ＝キリン」「サイコロ＝サイ」「トランプ＝トラ」

049 日目

学習日　　月　　日

記憶力テスト

A の図をよく見て、覚えてください。その後に、B の計算をしてください。最初に A を1分間見たら、もう後からは見ないことを守ってくださいね。

答え➡061 ページ

A 1分間、国旗と数字をよく見て、組み合わせを覚えてください。

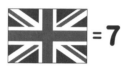 =7　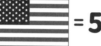 =5　 =3　 =4

イギリス　　　　　アメリカ　　　　　日本　　　　　大韓民国

覚えましたね。ここからは **A** を一切、見ないでください

進む

B 国旗をそれぞれの数字に置き換えて、計算しましょう。

 + 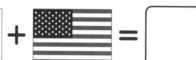 = ☐

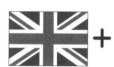 + + 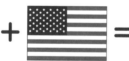 = ☐

 × − 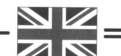 = ☐

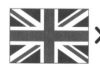 × 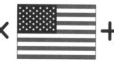 + − = ☐

なるほど
脳活

十二指腸の名前の由来は？　①指 12 本分の長さの腸　②12 インチの腸

【56P・答え】　②二の舞を演じる

050 日目

学習日 　月　　日

ナゾトレ
「ある」「なし」クイズ

「ある」の言葉は、共通の法則にしたがっています。その法則は何でしょうか？　言葉を分析して、法則を見抜いて答えてください。

答え ➡ 061 ページ

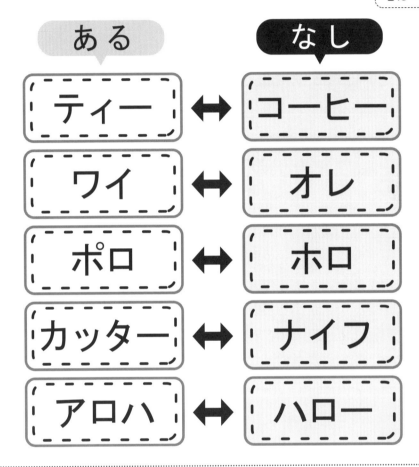

ある		なし
ティー	↔	コーヒー
ワイ	↔	オレ
ポロ	↔	ホロ
カッター	↔	ナイフ
アロハ	↔	ハロー

答え　「ある」に共通する法則

---

047 日目 答え

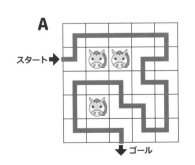

048 日目 答え

A 手の裏を返す
B 肩の荷が下りる
C 兜を脱ぐ
D 気が置けない
E 口火を切る
F 肝を潰す
G 釘を刺す

051 日目

学習日　　月　　日

📖 漢字・言葉

二字熟語しりとり

矢印の方向に読むと二字熟語の「しりとり」になるように、【候補】の中からマスに漢字を入れてください。さらに、使わずに【候補】に残った漢字で、三字熟語を作りましょう。

答え ➡ 063 ページ

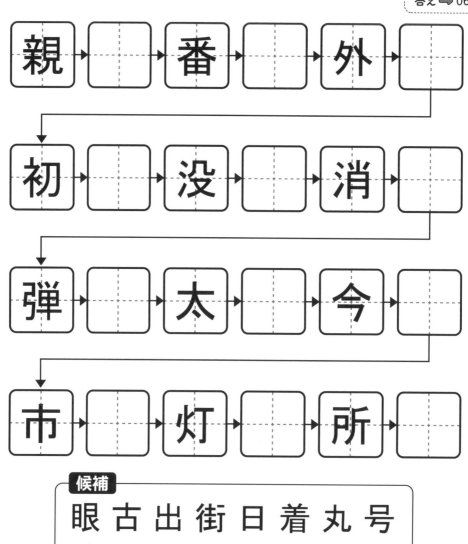

親 → □ → 番 → □ → 外 → □

初 → □ → 没 → □ → 消 → □

弾 → □ → 太 → □ → 今 → □

市 → □ → 灯 → □ → 所 → □

候補

眼 古 出 街 日 着 丸 号
防 交 台 取 作 点 朝

三字熟語　□□□□

なるほど脳活

山の数え方は？　①～構え（かまえ）　②～座（ざ）

【58P・答え】　②12インチの腸

052 日目

学習日　　月　　日

📖 漢字・言葉

そっくり漢字探し

同じ漢字がたくさんならんでいる中に、よく似てはいるけれど違う漢字がひとつだけ混じっています。それを探し出してください。

答え ➡ 063 ページ

A

永永永永永永永永永永
永永永永永永永永永永
永永永永永永永永永永
永永永永永永永永永永
永永永永永永永永永永
永永永永永永永永永永
氷永永永永永永永永永
永永永永永永永永永永
永永永永永永永永永永
永永永永永永永永永永
永永永永永永永永永永
永永永永永永永永永永
永永永永永永永永永永

B

船船船船船船船船船船
船船船船船船船船船船
船船船船船船船船船船
船船船船船船船船船船
船船船船船船船船船船
船船船船船船船船船船
船船船船船船船船船船
船船船船船船船船船船
船船船船船船船船船船
船船船船船船船船船船
船船船船船船船般船船
船船船船船船船船船船
船船船船船船船船船船

---

049 答え

B 計算は次のようになります

$4+5=9$　　$7+3+5=15$

$4×3-7=5$

$7×5+3-4=34$

050 答え

「ある」の方に「シャツ」をつけると、
言葉になる
「ティーシャツ」「ワイシャツ」「ポロシャツ」「カッターシャツ」「アロハシャツ」

053 日目

学習日　　月　　日

🔍 図形
窓の形合わせ

A のレモン、B のパイナップルで、それぞれ①②のように、窓があります。この窓を合わせたときに、①②の形が一致するところはどこでしょうか？　3番目の図に、重なる窓を塗りつぶしましょう。

答え ➡ 065 ページ

A

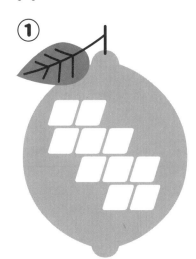
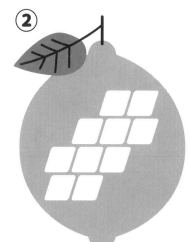
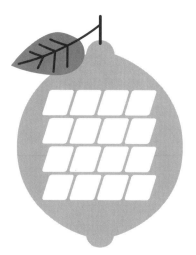

B

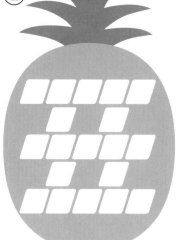

なるほど脳活

①寸暇を惜しんで　②寸暇を惜しまず、正しいのはどちら？

【60P・答え】　②〜座（ざ）

漢字・言葉

逆さま読み四字熟語

ふたつの四字熟語を逆さまにして、ひらがなで交互に並べました。
元になっているふたつの四字熟語を漢字で書きましょう。

答え⇒065ページ

A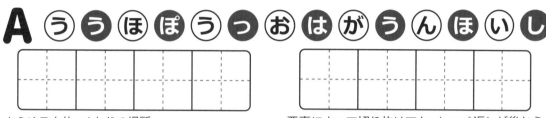
う う ほ ぽ う つ お は が う ん ほ い し

あらゆる方位、まわりの場所。

悪事によって切り抜けても、しっぺ返しが後から来る、善行は後から報われること。

B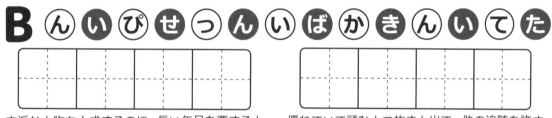
ん い ぴ せ つ ん い ば か き ん い て た

立派な人物も大成するのに、長い年月を要するということ。

優れていて頭ひとつ抜きん出て、他の追随を許さない様子。

C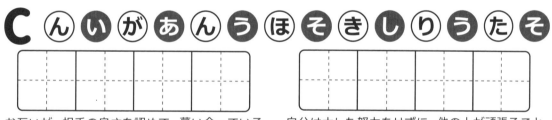
ん い が あ ん う ほ そ き し り う た そ

お互いが、相手の良さを認めて、慕い合っている状態。

自分は大した努力をせずに、他の人が頑張ることに期待して、成果を待つこと。

051日目 答え

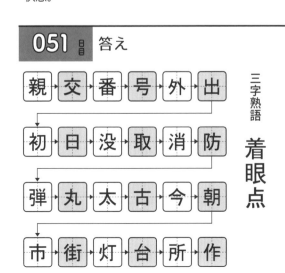

親→交→番→号→外→出
初→日→没→取→消→防
弾→丸→太→古→今→朝
市→街→灯→台→所→作

三字熟語　着眼点

052日目 答え

A「永」が並ぶ中に
上から7行目・左端に「氷」がある

B「船」が並ぶ中に
上から11行目・左から8列目に「般」がある

漢字・言葉

漢字合体・熟語作り

A～Fそれぞれに並ぶ文字は、漢字の部分を示しています。【例】を参考にして、漢字を組み合わせて、二字熟語を作ってください。

答え ➡ 067ページ

例　十 + 十 + 一 + 也 + 一 → 土地

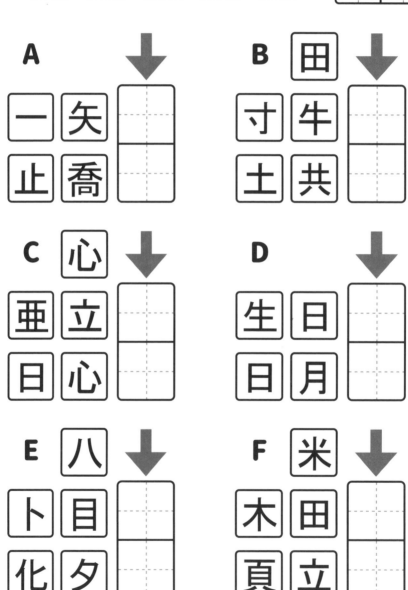

A
一 矢
止 喬

B 田
寸 牛
土 共

C 心
亜 立
日 心

D
生 日
日 月

E 八
卜 目
化 夕

F 米
木 田
頁 立

なるほど脳活

割り算の÷の記号を用いている国は？　①世界共通　②日本、アメリカ、イギリスなど一部

【62P・答え】　①寸暇を惜しんで

64

056 日目

数学・計算

使わない数

A～Iにある大きな数字は、ヨコにある4つの数字のうち、3つを足してできるものです。足し算に使わない数字に「×」を書いてください。

答え ➡ 067 ページ

A
40　15 17　11 12

B
57　15 26　24 16

C
36　10 13　8 18

D
63　17 29　16 18

E
90　23 27　29 38

F
73　29 21　23 26

G
51　13 23　12 15

H
89　34 33　26 29

I
96　31 27　38 33

---

053 日目　答え

A　**B**

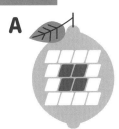
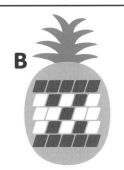

054 日目　答え

A しほうはっぽう【四方八方】
　　いんがおうほう【因果応報】
B たいきばんせい【大器晩成】
　　てんかいっぴん【天下一品】
C そうしそうあい【相思相愛】
　　たりきほんがん【他力本願】

図形

間違い探し

AとBをよく見比べてください。Bには、Aと異なる「間違い」が6つあります。見つけて〇で囲みましょう。

答え ➡ 069 ページ

A

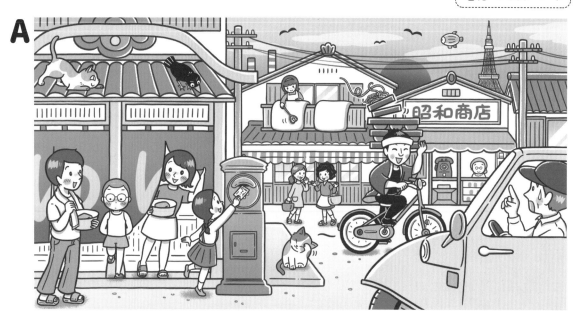

B

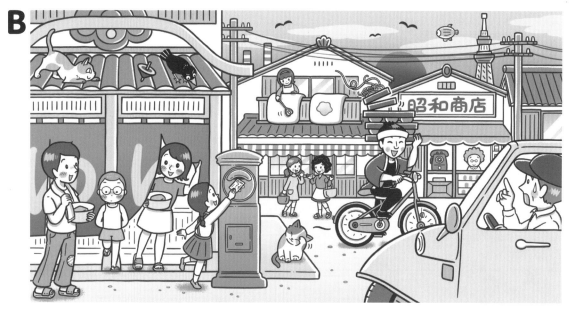

なるほど
脳活

イカの数え方は？　①～杯（はい）　②～匹（ひき）

【64P・答え】　②日本、アメリカ、イギリスなど一部

漢字・言葉

四字熟語あみだくじ

四字熟語の最初の前半と後半の二字をあみだくじの要領でつなごうとしましたが、うまくいきません。図に2本の線を加えて、正しく四字熟語がつながるようにしてください。

答え ➡ 069 ページ

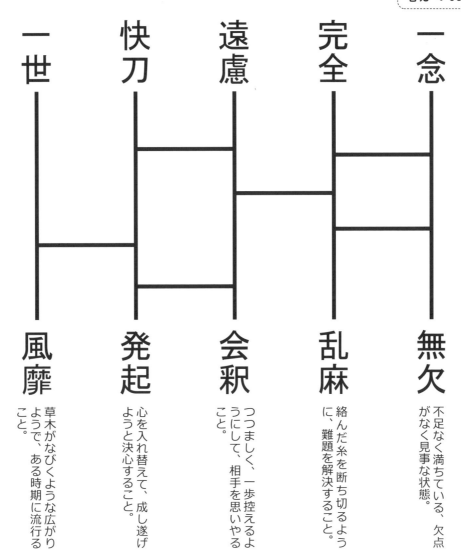

一世

快刀

遠慮

完全

一念

風靡
草木がなびくような広がりようで、ある時期に流行ること。

発起
心を入れ替えて、成し遂げようと決心すること。

会釈
つつましく、一歩控えるようにして、相手を思いやること。

乱麻
絡んだ糸を断ち切るように、難題を解決すること。

無欠
不足なく満ちている、欠点がなく見事な状態。

055日目 答え

A 矯正　B 特異　C 悪意

D 明星　E 外貨　F 顆粒

056日目 答え

A「15」　B「24」　C「13」

D「17」　E「27」　F「26」

G「12」　H「33」　I「33」

漢字・言葉
同じ漢字で四字熟語

A～F それぞれに並ぶ4つのマスには、同じ漢字が入ります。それぞれの四字熟語が成り立つ「共通の漢字」を書きましょう。

答え ⇒ 071 ページ

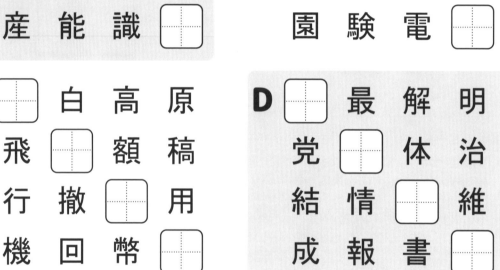

A
□	全	予	空
的	□	備	間
財	全	□	認
産	能	識	□

B
□	国	生	放
庭	□	活	送
菜	試	□	作
園	験	電	□

C
□	白	高	原
飛	□	額	稿
行	撤	□	用
機	回	幣	□

D
□	最	解	明
党	□	体	治
結	情	□	維
成	報	書	□

E
□	説	頭	共
鏡	□	脳	同
止	責	□	声
水	任	晰	□

F
□	帰	人	邪
税	□	間	馬
調	子	□	台
査	女	宝	□

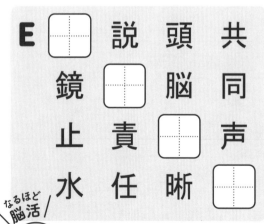

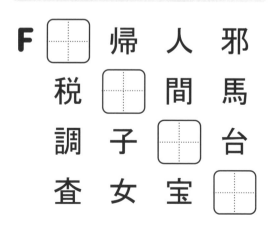

なるほど脳活

①目端が利く　②目鼻が利く、正しいのはどちら？

【66P・答え】　①～杯（はい）

060 日目

数学・計算

お買い物計算

所持金と商品それぞれの金額を見ながら、A〜D の質問に答えてください。

答え ➡ 071 ページ

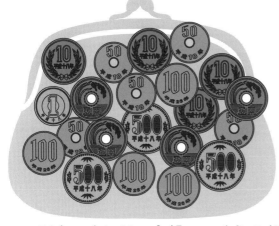

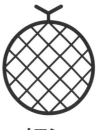

メロン
¥780

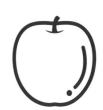

リンゴ
¥80

A 財布の中には、全部でいくらのお金が入っていますか？

〔　　　　〕円

B 五百円硬貨と百円硬貨を全部使います。メロン 1 個を買った残りでリンゴは何個買えますか？

〔　　　　〕個

C 百円硬貨と五十円硬貨の合計金額で、リンゴは何個まで買えますか？

〔　　　　〕個

D メロンを買うには、必ず五百円硬貨を 1 枚は使わなければならない、というのは正しいでしょうか？

〔　　　　〕

---

057 日目 答え

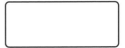
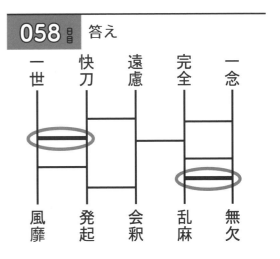

058 日目 答え

一世 ── 風靡

快刀 ── 発起

遠慮 ── 会釈

完全 ── 乱麻

一念 ── 無欠

漢字・言葉

二字熟語ネットワーク

矢印の方向に読むと二字熟語ができるように、マスに漢字を当てはめてください。

答え ➡ 073 ページ

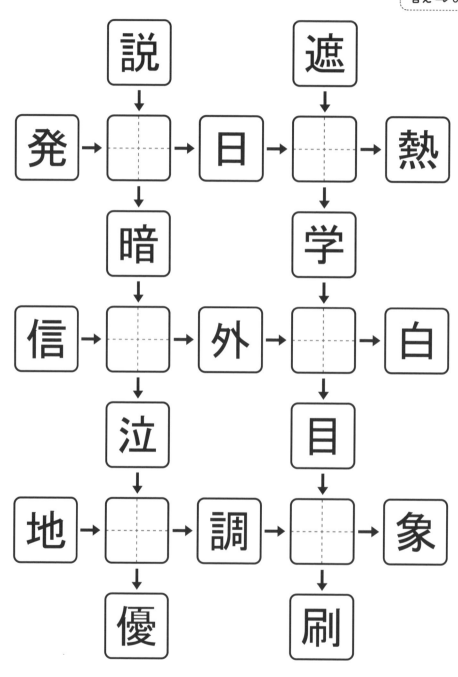

062 日目

学習日　　月　　日

円形単語

A 〜 D には、ある単語が円形に並んでいます。時計回り＝右回りで読むのですが、どこから読み始めるのかは、バラバラです。
⑦にひらがな・カタカナの一字を入れて、言葉にして書きましょう。

答え ➡ 073 ページ

A

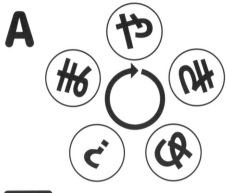

答え ....

B

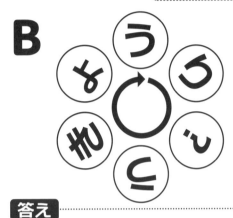

答え ....

C

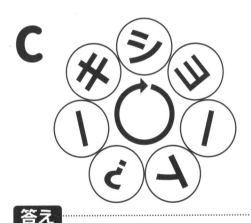

答え ....

D

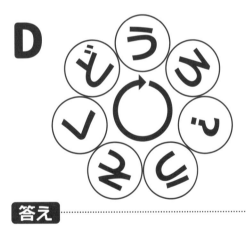

答え ....

059 日目 答え	060 日目 答え
A 知　B 家 C 紙　D 新 E 明　F 国	A 所持金は￥2211 B （五百円硬貨 3 ＝￥1500 ＋百円硬貨 4 ＝￥400 の合計￥1900）－ （メロン 1 ＝￥780）＝￥1120　￥1120÷（リンゴ 1 ＝￥80）＝14 個買える C 百円硬貨 4 ＝￥400 ＋五十円硬貨 5 ＝￥250 の合計￥650 で、 リンゴ￥80×8 ＝￥640　8 個買える D 所持金￥2211 －（五百円硬貨 3 ＝￥1500）＝￥711 メロン￥780 に足らないので、五百円硬貨を使わざるを得ない

063 日目

漢字・言葉

同じ漢字・読み方違い

A〜I それぞれに並ぶ 3 つのマスには、同じ漢字が入ります。
ただし、読み方は違います。
言葉が成り立つ「共通の漢字」を考えて、書きましょう。

答え ➡ 075 ページ

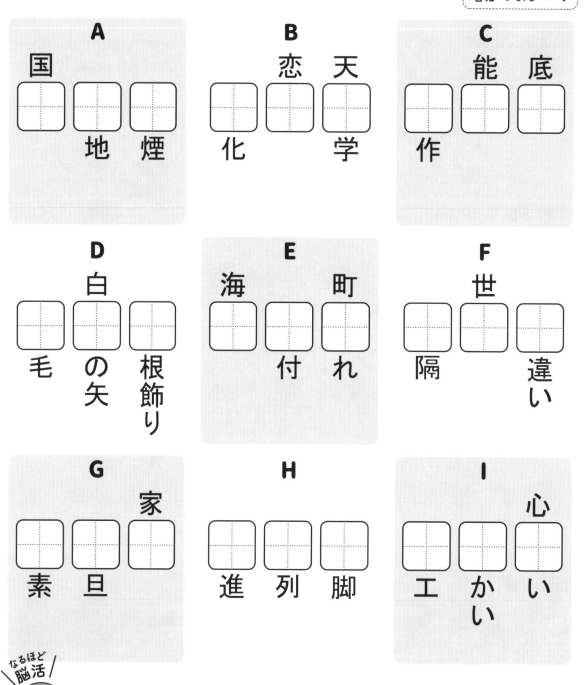

A

国□　□地　□煙

B

恋□　天□　□化　□学

C

能□　底□　□作

D

白□　□の矢　□根飾り　□毛

E

海□　□付　町□れ

F

世□　□隔　□違い

G

□家　素□　旦□

H

□進　□列　□脚

I

心□　工□　□かい　□い

なるほど脳活

織物の数え方は？　①〜本（ほん）　②〜反（たん）

【70P・答え】　①ギリシャ

064日目

数学・計算

選手番号の合計は 100

あるスポーツで、チームの代表選手を 3 人選びました。その代表 3 人の番号を足すと「100」になります。どの 3 選手が、代表なのでしょうか？　下の□に書き出してみましょう。

答え ➡ 075 ページ

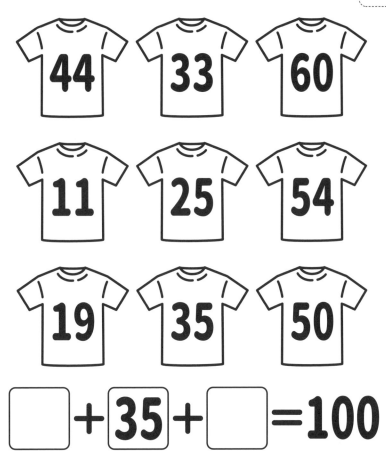

□ + 35 + □ = 100

061日目 答え

	説	遮	
発→	明 →日→	光 →熱	
	暗	学	
信→	号 →外→	科 →白	
	泣	目	
地→	声 →調→	印 →象	
	優	刷	

062日目 答え

A「だ」を加えて
「めだまやき＝目玉焼き」
B「ゅ」を加えて
「きょうりゅう＝恐竜」
C「ケ」を加えて
「ショートケーキ」
D「こ」を加えて
「こうそくどうろ＝高速道路」

065 日目

数学・計算

鏡映しの時計

時計が鏡に映っています。とてもややこしいのですが、きちんと見たときの「正確な時間」を答えてください。

答え ➡ 077 ページ

A

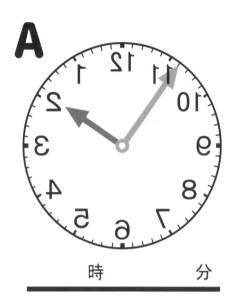

時　　　　分

B

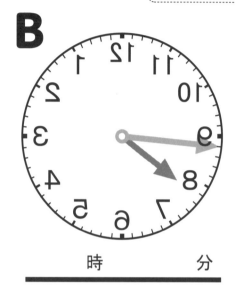

時　　　　分

C

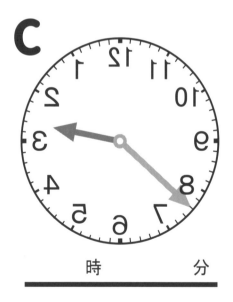

時　　　　分

D

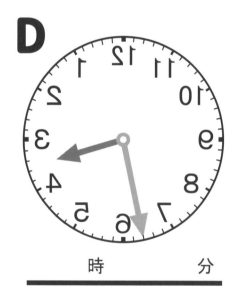

時　　　　分

なるほど
脳活

①熱にうなされる　②熱に浮かされる、正しいのはどちら?

【72P・答え】　②〜反（たん）

066 日目

学習日　月　日

漢字・言葉

仲間はずれ

A、Bそれぞれ、ある法則にしたがって、言葉を集めました。この中のひとつだけが、法則に合わない「仲間はずれ」になっています。「仲間はずれ」がどれなのか、答えてください。

答え ➡ 077 ページ

A

大仏　育英金　地蔵

伊達男　単独　新米

●ヒント……カタカナでいわれる名前を漢字で

B

千歳飴　憶測　億劫

万葉集　前兆　十字架

●ヒント……「0」が増えていきます

063 日目 答え

A「土」国土・土地・土煙
B「文」文化・恋文・天文学
C「力」力作・能力・底力
D「羽」羽毛・白羽の矢・羽根飾り
E「外」海外・外付・町外れ
F「間」間隔・世間・間違い
G「元」元素・元旦・家元
H「行」行進・行列・行脚
I「細」細工・細かい・心細い

064 日目 答え

$$\boxed{11}+\boxed{35}+\boxed{54}=100$$

067日目

図形

一度だけすべてを通る

動物があるマスを通らずに、他のマスをすべて「一度だけ」通って、スタートからゴールに抜け出てください。経路が交差してはいけません。

答え ➡ 079 ページ

A

⬇ スタート

➡ ゴール

B

⬇ スタート

⬇ ゴール

なるほど脳活

野球のイチロー選手は兄弟の中で何番目に生まれた？　①一番目　②二番目

【74P・答え】　②熱に浮かされる

漢字・言葉

慣用句・線つなぎ

A～Gの慣用句の前半と後半を線でつないで、意味が通るものにしてください。

答え ➡ 079 ページ

A　草の ●　　　● **掛ける**
得意げになっている様子。

B　鼻に ●　　　● **根を分けて探す**
とても細かく、見逃しがないように慎重に探す様子。

C　口が ●　　　● **泡になる**
そこまでの頑張りや努力が、すべて無駄になってしまった状況。

D　水の ●　　　● **子を散らす**
大勢の人が、散り散りになって逃げていく様子。

E　首を ●　　　● **酸っぱくなる**
同じ言葉を、何度も繰り返していい聞かせること。

F　蜘蛛の ●　　　● **巻く**
大げさな言い方で、相手を惑わせること。一方的に言い立て、茫然とさせる。

G　煙に ●　　　● **長くする**
その日、そのことを、とても楽しみにしていて、待ちきれない様子。

---

065 日目 答え

A 1時54分　**B** 7時44分
C 2時38分　**D** 3時32分

066 日目 答え

A「地蔵」が仲間はずれ
国の略称が入っている。「大仏＝仏蘭西・フランス」「育英金＝英吉利・イギリス」「伊達男＝伊太利・イタリア」「単独＝独逸・ドイツ」「新米＝亜米利加・アメリカ」
B「憶測」が仲間はずれ
数字の位が入っている。「千歳飴＝千」「億劫＝億」「万葉集＝万」「前兆＝兆」「十字架＝十」

答え➡081ページ

図形

図形絵合わせ

A、B、C をそれぞれ 4 枚の絵を組み合わせて作ったときに、ひとつずつ「使わない絵」があります。その番号を答えてください。

A

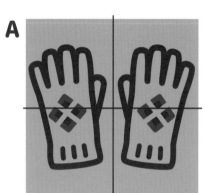

① 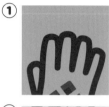　② 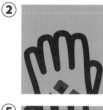　③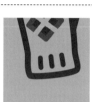

④ 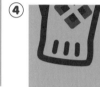　⑤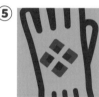

使わない絵

B

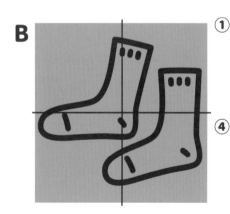

① 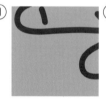　② 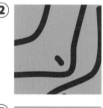　③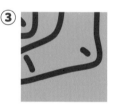

④ 　⑤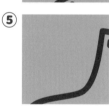

使わない絵

C

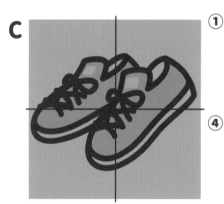

① 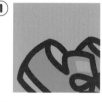　② 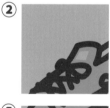　③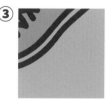

④ 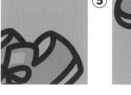　⑤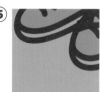

使わない絵

なるほど脳活

鏡の数え方は？　①～面（めん）　②～枚（まい）

【76P・答え】　②二番目　「一朗」と書く

ナゾトレ しりとりゲーム

【候補】のひらがなをマスに当てはめ、しりとりを完成させてください。太い線で結ばれたふたつのマスには、同じひらがなが入ります。

答え➡081ページ

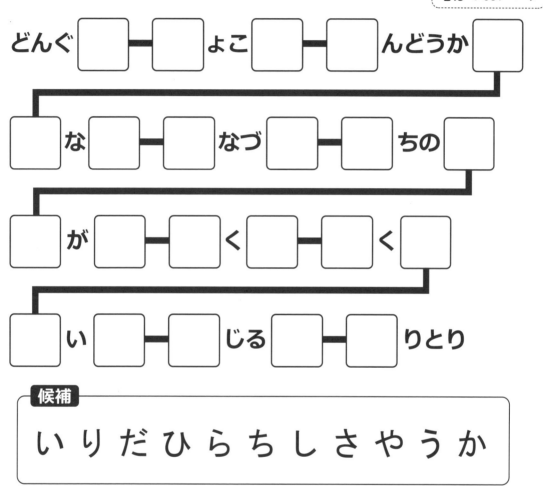

どんぐ□ — □よこ□ — □んどうか□

□な□ — □なづ□ — □ちの□

□が□ — □く□ — □く□

□い□ — □じる□ — □りとり

【候補】

い　り　だ　ひ　ら　ち　し　さ　や　う　か

067日目 答え

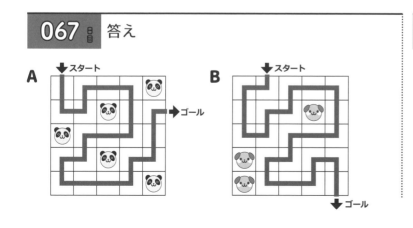

068日目 答え

A 草の根を分けて探す
B 鼻に掛ける
C 口が酸っぱくなる
D 水の泡になる
E 首を長くする
F 蜘蛛の子を散らす
G 煙に巻く

漢字・言葉

二字熟語しりとり

矢印の方向に読むと二字熟語の「しりとり」になるように、【候補】の中からマスに漢字を入れてください。さらに、使わずに【候補】に残った漢字で、三字熟語を作りましょう。

答え ➡ 083 ページ

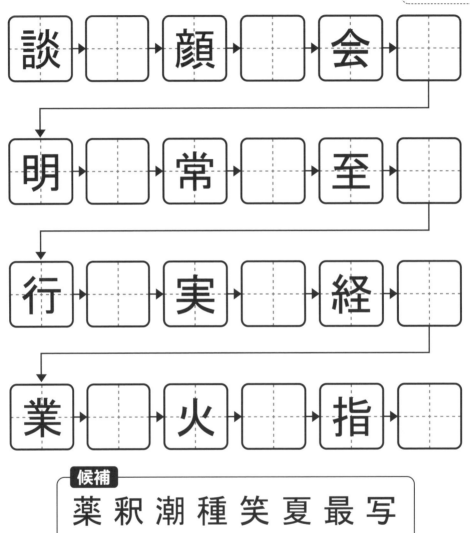

【候補】

薬 釈 潮 種 笑 夏 最 写
高 面 令 急 営 日 事

三字熟語

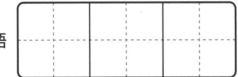
①台風一過　②台風一家、正しいのはどちら?

【78P・答え】　①〜面（めん）

072 日目

学習日　　月　　日

答え ➡ 083 ページ

漢字・言葉

そっくり漢字探し

同じ漢字がたくさんならんでいる中に、よく似てはいるけれど違う漢字がひとつだけ混じっています。それを探し出してください。

A

竿竿竿竿竿竿竿竿竿竿
竿竿竿竿竿竿竿竿竿竿
竿竿竿竿竿竿竿竿竿竿
竿竿竿竿竿竿竿竿竿竿
竿竿竿竿竿竿竿芋竿竿
竿竿竿竿竿竿竿竿竿竿
竿竿竿竿竿竿竿竿竿竿
竿竿竿竿竿竿竿竿竿竿
竿竿竿竿竿竿竿竿竿竿
竿竿竿竿竿竿竿竿竿竿
竿竿竿竿竿竿竿竿竿竿
竿竿竿竿竿竿竿竿竿竿
竿竿竿竿竿竿竿竿竿竿

B

瀧瀧瀧瀧瀧瀧瀧瀧瀧瀧
瀧瀧瀧瀧瀧瀧瀧瀧瀧瀧
瀧瀧瀧瀧瀧瀧瀧瀧瀧瀧
瀧瀧瀧瀧瀧瀧瀧瀧瀧瀧
瀧瀧瀧瀧瀧瀧瀧瀧瀧瀧
瀧瀧瀧瀧瀧瀧瀧瀧瀧瀧
瀧瀧瀧瀧瀧瀧瀧瀧瀧瀧
瀧瀧瀧瀧瀧瀧瀧瀧瀧瀧
瀧瀧瀧瀧瀧瀧瀧瀧瀧瀧
瀧瀧瀧瀧瀧瀧瀧瀧瀧瀧
瀧瀧瀧瀧瀧瀧瀧瀧瀧瀧
瀧瀧瀧瀧瀧瀧瀧瀧瀧瀧
瀧龍瀧瀧瀧瀧瀧瀧瀧瀧

---

069 日目 答え

A ⑤　　B ②　　C ①

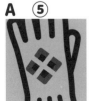
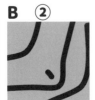
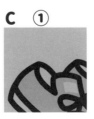

070 日目 答え

どんぐり ━ りょこう ━ うんどうかい ━ いなか ━ かなづち ━ ちちのひ ━ ひがさ ━ さくら ━ らくだ ━ だいや ━ やじるし ━ しりとり

囲 数学・計算

動物の正体

動物は、1〜9のいずれかの数字に置き換えることができます。
計算の内容から数字を判断して、動物の数字を答えましょう。

答え ➡ 085 ページ

A

7

+ 3

―――――――

1 6 1

 = ▢

B

 6

+ 4

―――――――

5 7

 = ▢

C

7

+ 6

―――――――

1 7 5

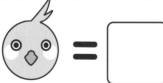 = ▢

D

 5

+ 1

―――――――

8 1

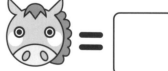 = ▢

なるほど
脳活

オセロの発祥地は？　①日本　②ギリシャ

【80P・答え】　①台風一過

漢字・言葉

逆さま読み四字熟語

ふたつの四字熟語を逆さまにして、ひらがなで交互に並べました。
元になっているふたつの四字熟語を漢字で書きましょう。

答え ⇒ 085 ページ

A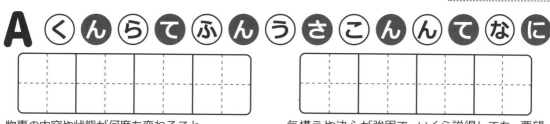

くんらてふんうさこんんてなに

物事の内容や状態が何度も変わること。

気構えや決心が強固で、いくら説得しても、要望を受け入れてくれない頑固さ。

B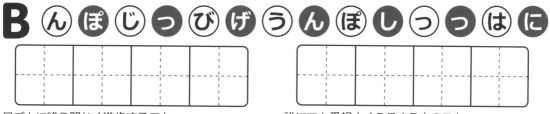

んぽじっびげうんぽしっつはに

日ごとに絶え間なく進歩すること。

誰にでも愛想よくふるまう人のこと。

C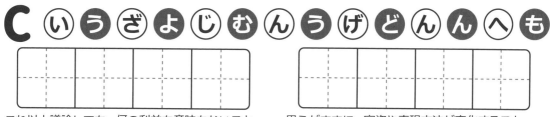

いうざよじむんうげどんんへも

これ以上議論しても、何の利益も意味もないこと。

思うがままに、容姿や表現方法が変化すること。

071 日目 答え

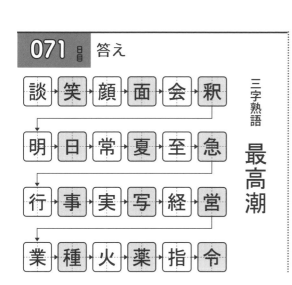

談→笑→顔→面→会→釈
明→日→常→夏→至→急
行→事→実→写→経→営
業→種→火→薬→指→令

三字熟語　最高潮

072 日目 答え

A「竿」が並ぶ中に
上から5行目・左から8列目に「芋」がある

B「瀧」が並ぶ中に
一番下の行・左から2列目に「龍」がある

漢字・言葉

漢字合体・熟語作り

A～Fそれぞれに並ぶ文字は、漢字の部分を示しています。【例】を参考にして、漢字を組み合わせて、二字熟語を作ってください。

答え ➡ 087 ページ

例　竹＋角＋合＋刀＋牛 ➡ 解答

A　頁
大　米
刀　八

B　
石　売
皮　言

C　心
士　門
寸　豆

D　火
言　目
木　火

E　皿
一　土
成　人

F　言
木　是
頁　田

なるほど脳活

電車の数え方は？　①～台（だい）　②～両（りょう）

【82P・答え】　①日本

076日目

数学・計算

使わない数

A～Iにある大きな数字は、ヨコにある4つの数字のうち、3つを足してできるものです。足し算に使わない数字に「×」を書いてください。

答え ➡ 087ページ

A
50　22　19　16　12

B
35　8　16　15　11

C
61　21　20　16　25

D
43　12　11　20　15

E
86　27　28　33　26

F
58　17　26　15　21

G
91　33　39　22　30

H
67　28　20　19　27

I
89　39　42　24　23

073日目 答え

A = 8　　B = 1

C 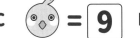 = 9　　D = 6

074日目 答え

A にてんさんてん【二転三転】
　なんこうふらく【難攻不落】
B にっしんげっぽ【日進月歩】
　はっぽうびじん【八方美人】
C もんどうむよう【問答無用】
　へんげんじざい【変幻自在】

85

077 日目

学習日　　月　　日

④図形

同じモノ探し

A〜Pまで16の絵が並んでいます。この中に全く同じ絵がふたつ＝1組あります。それは、どれとどれでしょうか？　A〜Pの文字を〇で囲んでみましょう。

答え ➡ 089 ページ

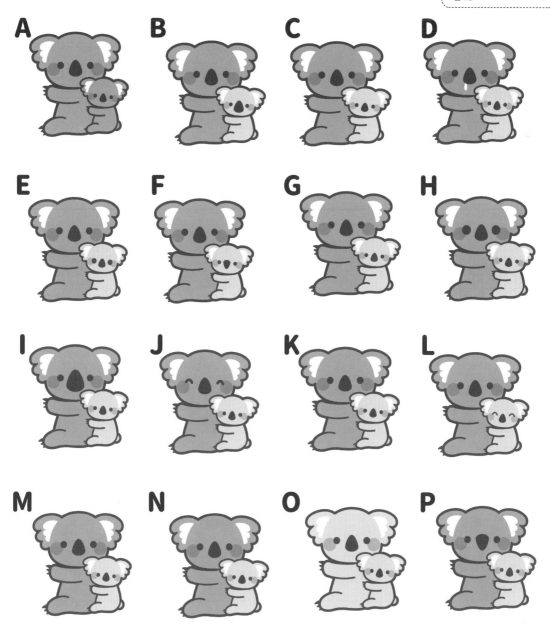

A　B　C　D

E　F　G　H

I　J　K　L

M　N　O　P

なるほど脳活

①素人はだし　②玄人はだし、正しいのはどちら？

【84P・答え】　②〜両（りょう）

漢字・言葉

四字熟語あみだくじ

四字熟語の最初の前半と後半の二字をあみだくじの要領でつなごうとしましたが、うまくいきません。図に 2 本の線を加えて、正しく四字熟語がつながるようにしてください。

答え ⮕ 089 ページ

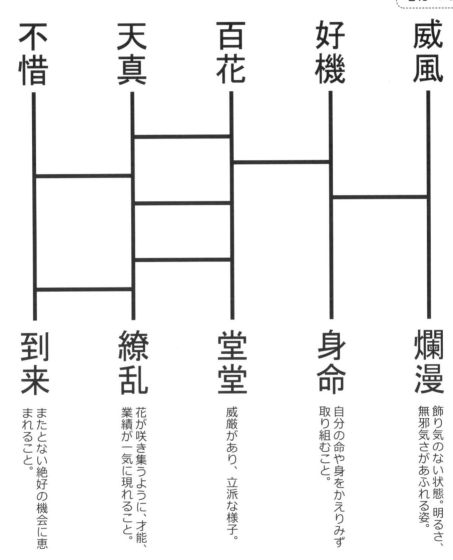

不惜

天真

百花

好機

威風

到来
またとない絶好の機会に恵まれること。

繚乱
花が咲き集うように、才能、業績が一気に現れること。

堂堂
威厳があり、立派な様子。

身命
自分の命や身をかえりみず取り組むこと。

爛漫
飾り気のない状態。明るさ、無邪気さがあふれる姿。

075日 答え

A 分類　**B** 読破　**C** 闘志

D 相談　**E** 全盛　**F** 課題

076日 答え

A「19」　**B**「15」　**C**「21」

D「15」　**E**「28」　**F**「21」

G「33」　**H**「27」　**I**「39」

079日目

学習日　　月　　日

漢字・言葉

同じ漢字で四字熟語

A～Fそれぞれに並ぶ4つのマスには、同じ漢字が入ります。それぞれの四字熟語が成り立つ「共通の漢字」を書きましょう。

答え ➡ 091ページ

A

□	正	外	児
用	□	務	童
漢	防	□	手
字	衛	局	□

B

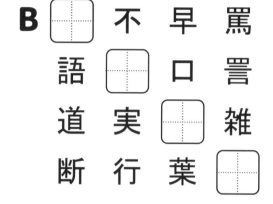

□	不	早	罵
語	□	口	詈
道	実	□	雑
断	行	葉	□

C

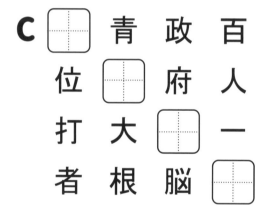

□	青	政	百
位	□	府	人
打	大	□	一
者	根	脳	□

D

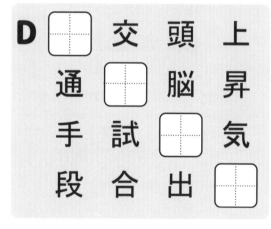

□	交	頭	上
通	□	脳	昇
手	試	□	気
段	合	出	□

E

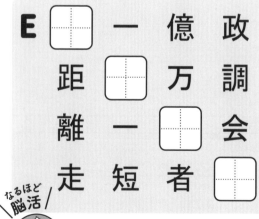

□	一	億	政
距	□	万	調
離	一	□	会
走	短	者	□

F

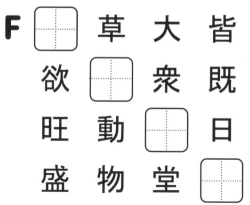

□	草	大	皆
欲	□	衆	既
旺	動	□	日
盛	物	堂	□

なるほど脳活

テレビ女優の第1号は誰か？　①黒柳徹子　②倍賞千恵子

【86P・答え】　②玄人はだし

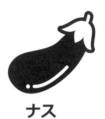

数学・計算

お買い物計算

所持金と商品それぞれの金額を見ながら、A〜D の質問に答えてください。

答え ➡ 091 ページ

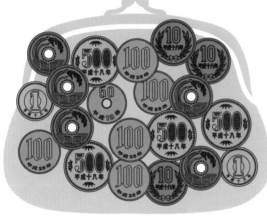

ナス
¥80

ピーマン
¥70

A 財布の中には、全部でいくらのお金が入っていますか？

〔　　　　〕円

B 五十円硬貨と十円硬貨を使って、ナスを買いました。残りの硬貨は、何枚ですか？

〔　　　　〕枚

C 財布にある五百円硬貨は、何枚の五十円硬貨に両替することができますか？

〔　　　　〕枚

D 百円硬貨と五十円硬貨と十円硬貨の合計金額で、ピーマンは何個まで買えますか？

〔　　　　〕個

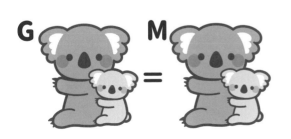

077 日目 答え

G と M が同じ絵です

078 日目 答え

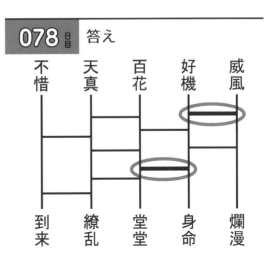

漢字・言葉

二字熟語ネットワーク

矢印の方向に読むと二字熟語ができるように、マスに漢字を当てはめてください。

答え ➡ 093 ページ

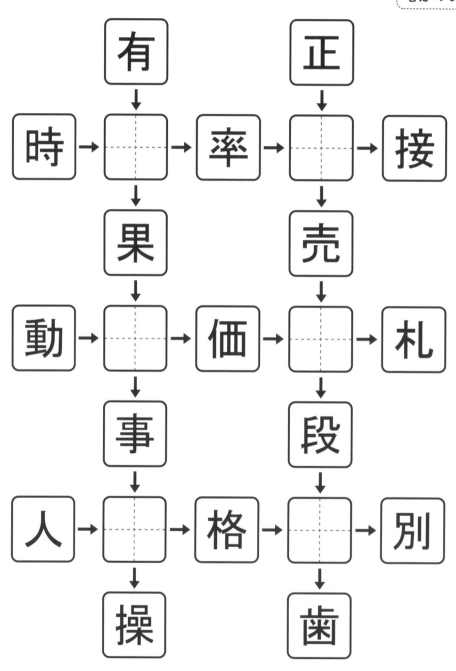

なるほど脳活

ブドウの数え方は？　①～房（ふさ）　②～盛（もり）

【88P・答え】　①黒柳徹子

90

082 日目

漢字・言葉

円形単語

A〜Dには、ある単語が円形に並んでいます。時計回り＝右回りで読むのですが、どこから読み始めるのかは、バラバラです。
？にひらがな・カタカナの一字を入れて、言葉にして書きましょう。

答え ➡ 093 ページ

A

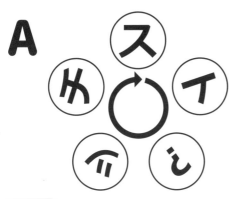

答え _____

B

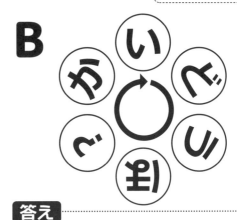

答え _____

C

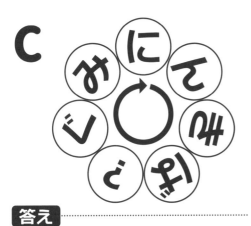

答え _____

D

答え _____

---

079 日目 答え

A 当　B 言
C 首　D 流
E 長　F 食

080 日目 答え

A 所持金は￥2607
B 五十円硬貨1＝￥50＋十円硬貨3＝￥30の合計￥80でナス1＝￥80が買えて、硬貨は4枚減る
硬貨総数20枚−（買い物で減った硬貨＝4枚）＝16枚
C 五百円硬貨4＝￥2000÷￥50＝40枚
D 百円硬貨5＝￥500＋五十円硬貨1＝￥50＋十円硬貨3＝￥30の合計￥580で、￥70×8＝￥560　8個買える

083 日目

漢字・言葉

同じ漢字・読み方違い

A～Iそれぞれに並ぶ3つのマスには、同じ漢字が入ります。
ただし、読み方は違います。
言葉が成り立つ「共通の漢字」を考えて、書きましょう。

答え ➡ 095 ページ

A

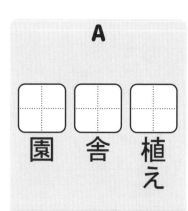

□園　□舎　□植え

B

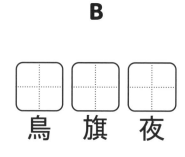

□鳥　□旗　□夜

C

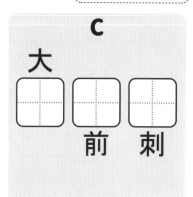

大□　□前　□刺

D

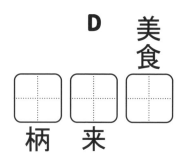

美食□　□柄　□来

E

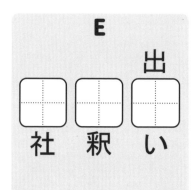

出□　□社　□釈　□い

F

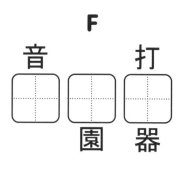

音□　打□　□園　□器

G

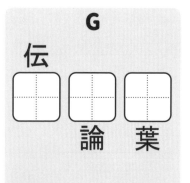

伝□　□論　□葉

H

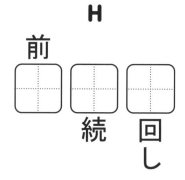

前□　□続　□回し

I

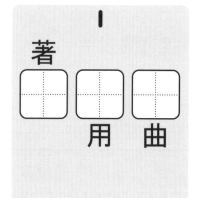

著□　□用　□曲

なるほど脳活

①青田買い　②青田刈り、正しいのはどちら？

【90P・答え】　①～房（ふさ）

92

084 日目

数学・計算
選手番号の合計は100

あるスポーツで、チームの代表選手を3人選びました。その代表3人の番号を足すと「100」になります。どの3選手が、代表なのでしょうか？　下の□に書き出してみましょう。

答え ➡ 095 ページ

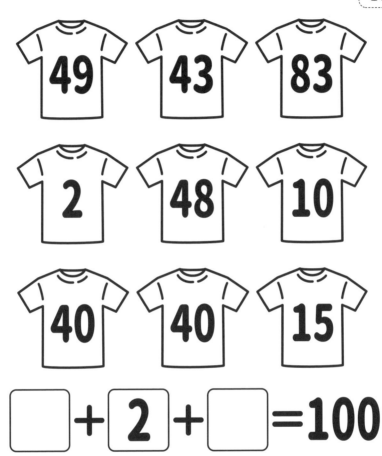

$$\boxed{} + \boxed{2} + \boxed{} = 100$$

---

081 日目　答え

```
            有          正
    時→効→率→直→接
            果          売
    動→物→価→値→札
            事          段
    人→体→格→差→別
            操          歯
```

082 日目　答え

A「レ」を加えて
「ストレッチ」
B「っ」を加えて
「ほっかいどう＝北海道」
C「ん」を加えて
「にんきばんぐみ＝人気番組」
D「し」を加えて
「ていきけんしん＝定期健診」

085 日目

学習日　　月　　日

数学・計算

鏡映しの時計

時計が鏡に映っています。とてもややこしいのですが、きちんと見たときの「正確な時間」を答えてください。

答え ➡ 097 ページ

A
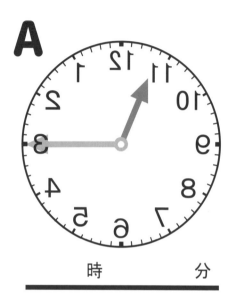

　　　時　　　　　　分

B
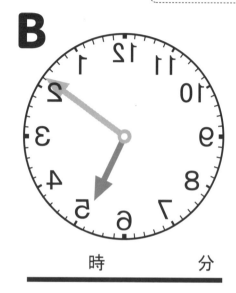

　　　時　　　　　　分

C
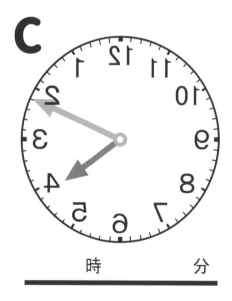

　　　時　　　　　　分

D
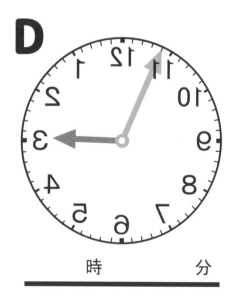

　　　時　　　　　　分

なるほど
脳活

海上自衛隊で金曜日に必ず食べるものは？　①焼き魚　②カレー

【92P・答え】　①青田買い

学習日　　月　　日

漢字・言葉

仲間はずれ

A、B それぞれ、ある法則にしたがって、言葉を集めました。この中のひとつだけが、法則に合わない「仲間はずれ」になっています。「仲間はずれ」がどれなのか、答えてください。

答え ➡ 097 ページ

A

手・暇	時・割	浅・山
世・話	無・心	人・味

●ヒント……「・」に何が入る？

B

樺太	秋田	紀州
芝	土佐	柴

●ヒント……脅かすと、吠えられますよ

---

083 日目 答え

A 「田」田園・田舎・田植え
B 「白」白鳥・白旗・白夜
C 「名」大名・名前・名刺
D 「家」家柄・家来・美食家
E 「会」会社・会釈・出会い
F 「楽」音楽・楽園・打楽器
G 「言」伝言・言論・言葉
H 「後」前後・後続・後回し
I 「作」著作・作用・作曲

084 日目 答え

$$\boxed{15} + \boxed{2} + \boxed{83}$$
$$= 100$$

087 日目

学習日　　月　　日

📐 図形

一度だけすべてを通る

動物があるマスを通らずに、他のマスをすべて「一度だけ」通って、スタートからゴールに抜け出てください。経路が交差してはいけません。

答え ➡ 099 ページ

A

スタート ➡

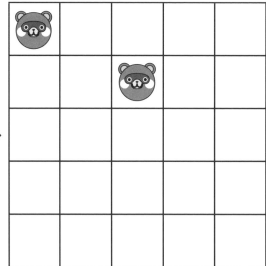

➡ ゴール

B

スタート ➡

⬇ ゴール

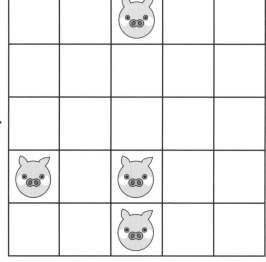

なるほど
脳活

包丁の数え方は？　①〜本（ほん）　②〜丁（ちょう）

【94P・答え】　②カレー　海上生活をしていると曜日感覚を失いやすいため

088日目

漢字・言葉

慣用句・線つなぎ

A〜Gの慣用句の前半と後半を線でつないで、意味が通るものにしてください。

答え ➡ 099 ページ

A 胡麻を ●　　● **出す**

隠していたこと、悪いことやごまかしが露呈すること。

B　鯖を ●　　● **上げる**

自分に都合が悪いことにはふれずに、他人には、平気で非難すること。

C 舌鼓を ●　　● **打つ**

あまりの美味しさに、十分満足した状態。美味しそうに、喜んで食べる様子。

D 尻尾を ●　　● **乗る**

調子に乗ってつけあがっている様子。

E　雀の ●　　● **涙**

ほんのちょっと。極々わずかなものの例え。

F　図に ●　　● **する**

すり鉢ですったものが、あちこちにくっつくことから転じて、人にへつらい、自分の利益をはかる様子。

G　棚に ●　　● **読む**

自分の利益を増やすために、実際の数をごまかして申告すること。

085日目 答え

A 11時15分　**B** 5時9分

C 4時11分　**D** 2時56分

086日目 答え

A「無・心」が仲間はずれ

「間」を「・」に入れると言葉になる。「手間暇」「時間割」「浅間山」「世間話」「人間味」

B「芝」が仲間はずれ

「犬」を足すと別の言葉になる。「樺太犬」「秋田犬」「紀州犬」「土佐犬」「柴犬」

089 日目

学習日　　月　　日

記憶力テスト

Aの図をよく見て、覚えてください。その後に、Bの計算をして、Cの設問に答えてください。最初にAを1分間見たら、もう後からは見ないことを守ってくださいね。

答え ➡ 101 ページ

A　1分間、図をよく見て、動物と数字の関係を覚えてください。

ウマ= 3　タヌキ= 1　キツネ= 4　ライオン= 8　コトリ= 5

図を覚えましたね。ここからは A を一切、見ないでください

↓ 進む

B　それぞれの数字を「3倍にした答え」を□に書きましょう。

3 → ☐　　8 → ☐　　4 → ☐　　9 → ☐

5 → ☐　　6 → ☐　　2 → ☐　　7 → ☐

↓ 進む

C　Aの図を思い出して、動物に記されていた数字を書いてください。

   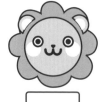 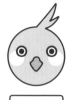

☐　　☐　　☐　　☐

なるほど
脳活

①舌の先の乾かぬうちに　②舌の根の乾かぬうちに、正しいのはどちら？

【96P・答え】　②〜丁（ちょう）

ナゾトレ

「ある」「なし」クイズ

「ある」の言葉は、共通の法則にしたがっています。その法則は何でしょうか？　言葉を分析して、法則を見抜いて答えてください。

答え ➡ 101 ページ

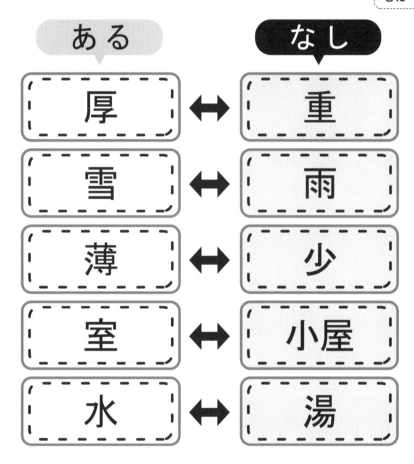

ある		なし
厚	↔	重
雪	↔	雨
薄	↔	少
室	↔	小屋
水	↔	湯

答え　「ある」に共通する法則

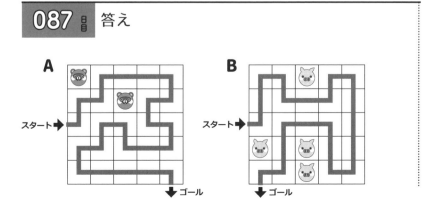

087 日目 答え

A・B（迷路）

スタート→　ゴール↓

088 日目 答え

A 胡麻をする
B 鯖を読む
C 舌鼓を打つ
D 尻尾を出す
E 雀の涙
F 図に乗る
G 棚に上げる

漢字・言葉

二字熟語しりとり

矢印の方向に読むと二字熟語の「しりとり」になるように、【候補】の中からマスに漢字を入れてください。さらに、使わずに【候補】に残った漢字で、三字熟語を作りましょう。

答え➡ 103 ページ

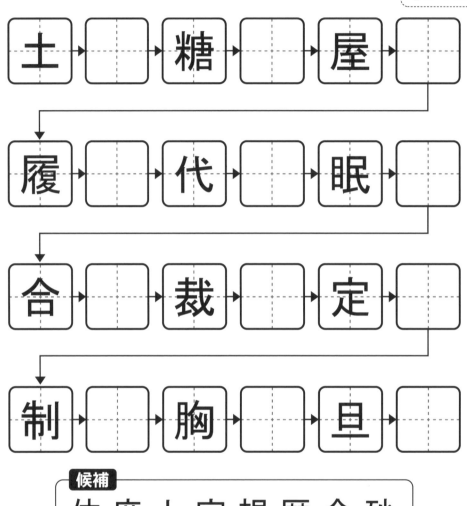

土 → □ → 糖 → □ → 屋 → □

履 → □ → 代 → □ → 眠 → □

合 → □ → 裁 → □ → 定 → □

制 → □ → 胸 → □ → 旦 → □

【候補】

体 度 上 字 規 歴 金 砂
気 元 判 塔 質 那 休

三字熟語 □□□

なるほど
脳活

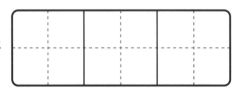
マスクメロンの「マスク」とはどんな意味？　①香り　②仮面

【98P・答え】　②舌の根の乾かぬうちに

092 日目

漢字・言葉

そっくり漢字探し

同じ漢字がたくさんならんでいる中に、よく似てはいるけれど違う漢字がひとつだけ混じっています。それを探し出してください。

答え ➡ 103 ページ

A

詫詫詫詫詫詫詫詫詫詫
詫詫詫詫詫詫託詫詫詫
詫詫詫詫詫詫詫詫詫詫
詫詫詫詫詫詫詫詫詫詫
詫詫詫詫詫詫詫詫詫詫
詫詫詫詫詫詫詫詫詫詫
詫詫詫詫詫詫詫詫詫詫
詫詫詫詫詫詫詫詫詫詫
詫詫詫詫詫詫詫詫詫詫
詫詫詫詫詫詫詫詫詫詫
詫詫詫詫詫詫詫詫詫詫
詫詫詫詫詫詫詫詫詫詫
詫詫詫詫詫詫詫詫詫詫

B

干干干干干干干干干干
干干干干干干干干干干
干干干干干干干干干干
干干干干干干干干干干
干干干干干干干干干干
干干干干干干干干千干
干干干干干干干干干干
干干干干干干干干干干
干干干干干干干干干干
干干干干干干干干干干
干干干干干干干干干干
干干干干干干干干干干
干干干干干干干干干干

---

089 日目　答え

B の計算の答え

3→ **9**　　8→ **24**　　4→ **12**　　9→ **27**

5→ **15**　　6→ **18**　　2→ **6**　　7→ **21**

A の図の数字を **C** に正しく書けましたか？

090 日目　答え

「ある」の方に「化粧」をつけると、言葉になる

「厚化粧」「雪化粧」「薄化粧」「化粧室」「化粧水」

図形

窓の形合わせ

A のレモン、B のパイナップルで、それぞれ①②のように、窓があります。この窓を合わせたときに、①②の形が一致するところはどこでしょうか？　3番目の図に、重なる窓を塗りつぶしましょう。

答え ➡ 105 ページ

A

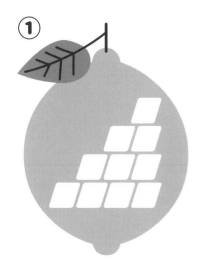
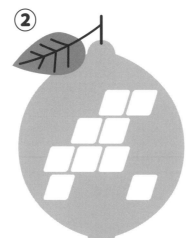
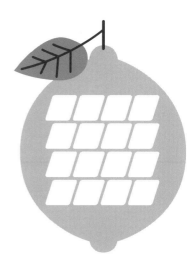

B

なるほど
脳活

机の数え方は？　①〜脚（きゃく）　②〜台（だい）

【100P・答え】　①香り　英語では Musk（香り）と書く。これがなまってマスクに変化した

漢字・言葉

逆さま読み四字熟語

ふたつの四字熟語を逆さまにして、ひらがなで交互に並べました。
元になっているふたつの四字熟語を漢字で書きましょう。

答え ➡ 105 ページ

A

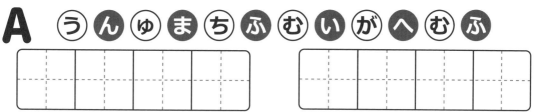

う　ん　ゆ　ま　ち　ふ　む　い　が　へ　む　ふ

状況に満足できず、心が穏やかではない様子。

ある物事に心をとらわれて、我を忘れるほど熱中する様子。

B

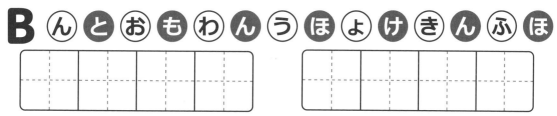

ん　と　お　も　わ　ん　う　ほ　よ　け　きん　ふ　ほ

いろいろ似た物が出回る中で、これぞという本物。創業したり伝統を受け継いできた正統派。

意見の相違、相性の悪さなど、不調和な関係の例え。

C

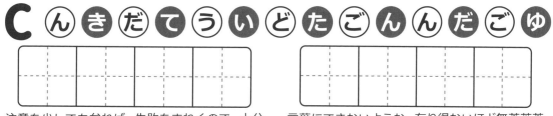

ん　き　だ　て　う　い　ど　た　ご　ん　ん　だ　ご　ゆ

注意を少しでも怠れば、失敗をまねくので、十分に注意すべきだということ。

言葉にできないような、有り得ないほど無茶苦茶なこと。

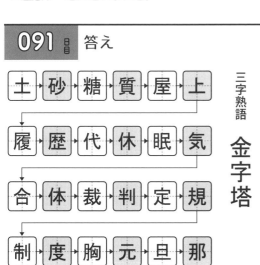

091 日目 答え

土 → 砂 → 糖 → 質 → 屋 → 上
履 → 歴 → 代 → 休 → 眠 → 気
合 → 体 → 裁 → 判 → 定 → 規
制 → 度 → 胸 → 元 → 旦 → 那

三字熟語

金字塔

092 日目 答え

A「詫」が並ぶ中に
上から 2 行目・左から 7 列目に「託」がある

B「干」が並ぶ中に
上から 6 行目・左から 9 列目に「千」がある

095 日目

学習日　　月　　日

漢字・言葉

漢字合体・熟語作り

A～F それぞれに並ぶ文字は、漢字の部分を示しています。【例】を参考にして、漢字を組み合わせて、二字熟語を作ってください。

答え ➡ 107 ページ

例　十 ＋ 十 ＋ 一 ＋ 也 ＋ 一 ➡ 土地

A　日　⬇
女　日
氏　免

B　十　⬇
人　一
曽　一

C　⬇
心　木
既　今

D　木　⬇
目　八
一　幾

E　⬇
己　日
言　月

F　南　⬇
犬　工
目　八

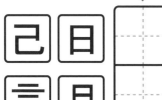
なるほど脳活

①取り付く島がない ②取り付く暇がない、正しいのはどちら？

【102P・答え】　①〜脚（きゃく）

数学・計算

使わない数

A～Iにある大きな数字は、ヨコにある4つの数字のうち、3つを足してできるものです。足し算に使わない数字に「×」を書いてください。

答え ⇒ 107ページ

A

53 | 13 14 26 21

B

30 | 14 9 8 13

C

48 | 13 18 16 14

D

64 | 19 26 18 20

E

37 | 11 18 8 9

F

61 | 20 16 25 17

G

78 | 26 30 22 23

H

81 | 26 24 28 31

I

92 | 22 39 30 23

---

093 日 答え

A　**B**

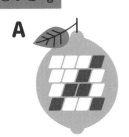 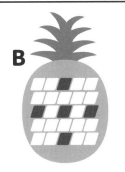

---

094 日 答え

A ふへいふまん　【不平不満】
　　むがむちゅう　【無我夢中】
B ほんけほんもと【本家本元】
　　ふきょうわおん【不協和音】
C ゆだんたいてき【油断大敵】
　　ごんごどうだん【言語道断】

097 日目

図形

間違い探し

AとBをよく見比べてください。Bには、Aと異なる「間違い」が6つあります。見つけて〇で囲みましょう。

答え ➡ 109 ページ

A

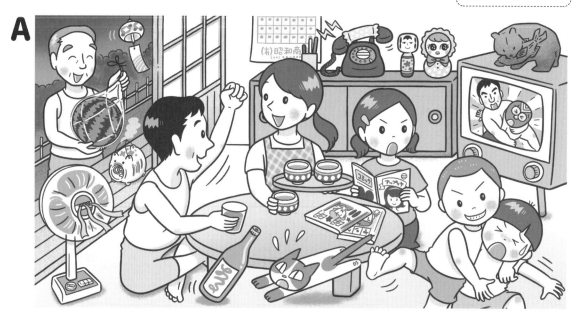

B

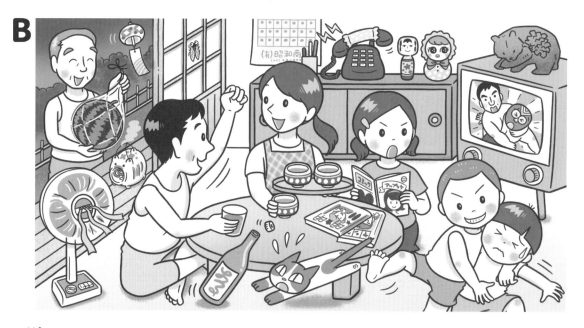

なるほど脳活

シュークリームの「シュー」の意味は？　①パリパリ　②キャベツ

【104P・答え】　①取り付く島がない

学習日　月　日

漢字・言葉

四字熟語あみだくじ

四字熟語の最初の前半と後半の二字をあみだくじの要領でつなごうとしましたが、うまくいきません。図に2本の線を加えて、正しく四字熟語がつながるようにしてください。

答え ⇒ 109ページ

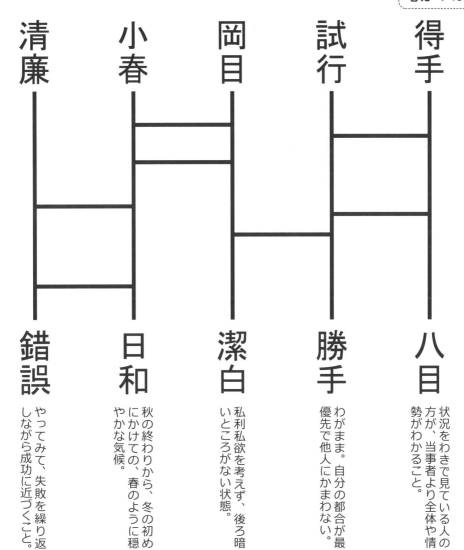

清廉

小春

岡目

試行

得手

錯誤

日和

潔白

勝手

八目

錯誤 やってみて、失敗を繰り返しながら成功に近づくこと。

日和 秋の終わりから、冬の初めにかけての、春のように穏やかな気候。

潔白 私利私欲を考えず、後ろ暗いところがない状態。

勝手 わがまま。自分の都合が最優先で他人にかまわない。

八目 状況をわきで見ている人の方が、当事者より全体や情勢がわかること。

095日目 答え

A 晩婚　B 増大　C 概念

D 機具　E 明記　F 貢献

096日目 答え

A「21」　B「14」　C「13」

D「19」　E「9」　F「17」

G「23」　H「28」　I「22」

学習日　　月　　日

漢字・言葉
同じ漢字で四字熟語

A〜Fそれぞれに並ぶ4つのマスには、同じ漢字が入ります。それぞれの四字熟語が成り立つ「共通の漢字」を書きましょう。

答え → 111ページ

A
□	新	対	各
間	□	向	駅
距	特	□	停
離	約	線	□

B
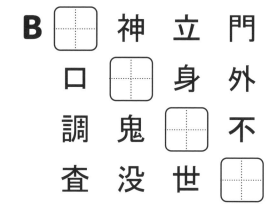
□	神	立	門
口	□	身	外
調	鬼	□	不
査	没	世	□

C
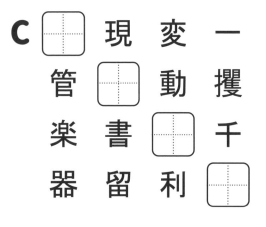
□	現	変	一
管	□	動	攪
楽	書	□	千
器	留	利	□

D
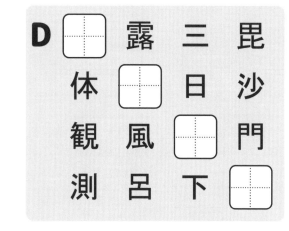
□	露	三	毘
体	□	日	沙
観	風	□	門
測	呂	下	□

E
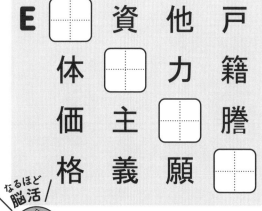
□	資	他	戸
体	□	力	籍
価	主	□	謄
格	義	願	□

F
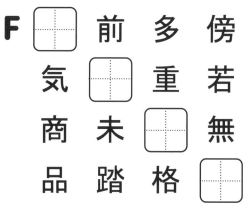
□	前	多	傍
気	□	重	若
商	未	□	無
品	踏	格	□

なるほど脳活　鳥居の数え方は？　①〜脚（きゃく）　②〜基（き）

【106P・答え】　②キャベツ

100日目

数学・計算

お買い物計算

所持金と商品それぞれの金額を見ながら、A〜D の質問に答えてください。

答え ➡ 111 ページ

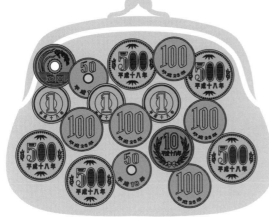

ロールケーキ
¥480

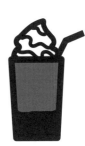
ドリンク
¥240

A 財布の中には、全部でいくらのお金が入っていますか？　　　　　　　　　　　円

B ロールケーキ 5 個をお土産で買います。五百円硬貨で支払います。お釣りはいくらですか？　　　　円

C ロールケーキとドリンク 1 個ずつをセットにすると、所持金で何人分支払えますか？　　　　人分

D 所持金を、できるだけ多くの千円札に両替したとき、残りの硬貨がもっとも少なくなるのは何枚ですか？　　　枚

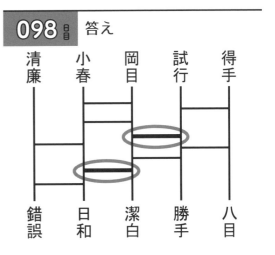

097日目 答え

098日目 答え

清廉　小春　岡目　試行　得手

錯誤　日和　潔白　勝手　八目

📖 漢字・言葉

二字熟語ネットワーク

矢印の方向に読むと二字熟語ができるように、マスに漢字を当てはめてください。

答え ➡ 113 ページ

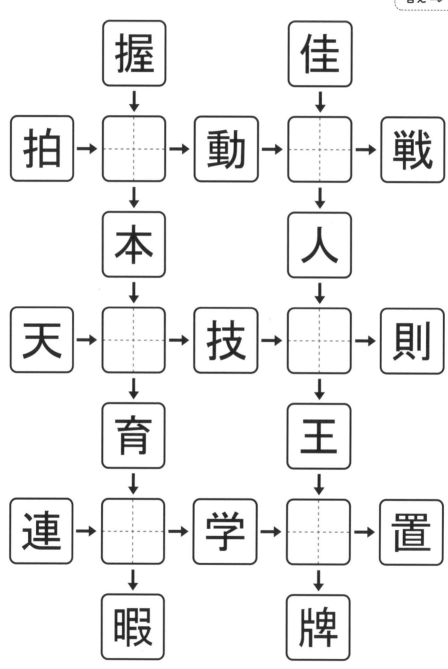

①眉をしかめる　②顔をしかめる、正しいのはどちら？

【108P・答え】　②〜基（き）

漢字・言葉
円形単語

A～Dには、ある単語が円形に並んでいます。時計回り＝右回りで読むのですが、どこから読み始めるのかは、バラバラです。?にひらがなの一字を入れて、言葉にして書きましょう。

答え ➡ 113 ページ

A

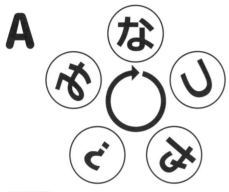

答え ....

B

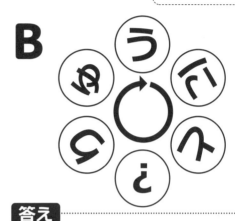

答え ....

C

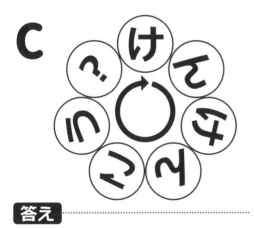

答え ....

D

答え ....

---

099 日目 答え	100 日目 答え

099 日目 答え

A 車　B 出
C 金　D 天
E 本　F 人

100 日目 答え

A 所持金は￥3118
B 五百円硬貨5＝￥2500−（ロールケーキ￥480×5＝￥2400）＝￥100
C ロールケーキ￥480＋ドリンク￥240の合計￥720がセット料金。所持金￥3118からは、1セット￥720×4＝￥2880　4人分支払える
D 所持金￥3118のうち、五百円硬貨5＝￥2500＋百円硬貨4＝￥400＋五十円硬貨2＝￥100の￥3000円が千円札3枚に両替できる。両替で、硬貨は11枚減る。硬貨総数17枚−（両替で減った硬貨＝11枚）＝6枚が残る

103日目

漢字・言葉

同じ漢字・読み方違い

A～Iそれぞれに並ぶ3つのマスには、同じ漢字が入ります。
ただし、読み方は違います。
言葉が成り立つ「共通の漢字」を考えて、書きましょう。

答え ➡ 115 ページ

A

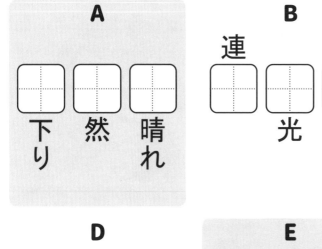

□下り　□然　□晴れ

B

連□　三□
　□光　□月

C

樹□　並□
　□陰　□道

D

真□　盛□
　□日　□至

E

理□
　□緒　□来

F

街□
　□度　□笛

G

□手　□人
　□態

H

混□
　□宿　□戦

I

□動　□然　□ら

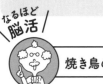

なるほど脳活

焼き鳥の砂肝は、どの部分？　①胃　②肝臓

【110P・答え】　②顔をしかめる

🖩 数学・計算

選手番号の合計は100

あるスポーツで、チームの代表選手を3人選びました。その代表3人の番号を足すと「100」になります。どの3選手が、代表なのでしょうか？　下の□に書き出してみましょう。

答え ➡ 115ページ

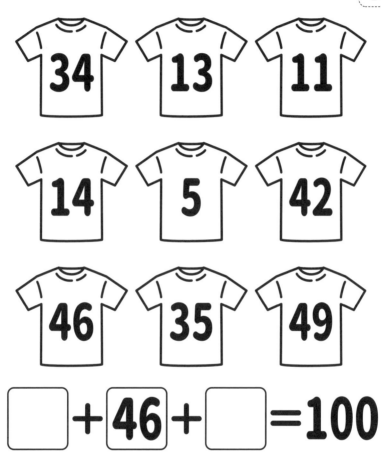

$$\boxed{} + \boxed{46} + \boxed{} = 100$$

101日目 答え

```
            握        佳
            ↓        ↓
拍→ 手 →動→ 作 →戦
            ↓        ↓
            本        人
            ↓        ↓
天→ 体 →技→ 法 →則
            ↓        ↓
            育        王
            ↓        ↓
連→ 休 →学→ 位 →置
            ↓        ↓
            暇        牌
```

102日目 答え

A「す」を加えて
「なつやすみ＝夏休み」
B「う」を加えて
「にとうりゅう＝二刀流」
C「ほ」を加えて
「けんこうほけん＝健康保険」
D「に」を加えて
「しょにんきゅう＝初任給」

105 日目

学習日　　月　　日

数学・計算

鏡映しの時計

時計が鏡に映っています。とてもややこしいのですが、きちんと見たときの「正確な時間」を答えてください。

答え ⇒ 117 ページ

A

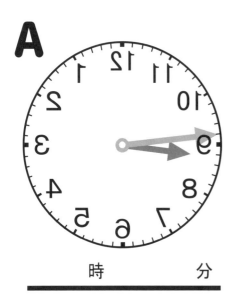

時　　　　　分

B

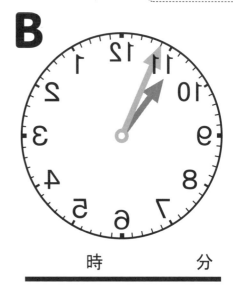

時　　　　　分

C

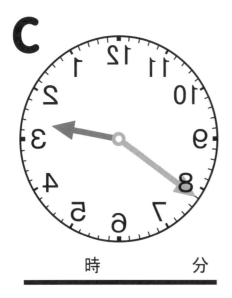

時　　　　　分

D

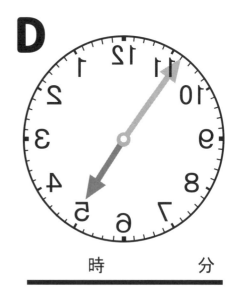

時　　　　　分

なるほど脳活

テントの数え方は？　①〜基（き）　②〜張（はり）

【112P・答え】　①胃

114

106日目

漢字・言葉

仲間はずれ

A、Bそれぞれ、ある法則にしたがって、言葉を集めました。この中のひとつだけが、法則に合わない「仲間はずれ」になっています。「仲間はずれ」がどれなのか、答えてください。

答え ➡ 117ページ

A

地・海	飲・間	山・湖
食・毒	熱・症	生・継

●ヒント……「・」に何が入る？

B

石	甘	辛
桜	雀	黒

●ヒント……塩焼きなんて、いいですねー

103日目 答え	
A「天」天下り・天然・天晴れ	**F**「角」角度・街角・角笛
B「日」連日・日光・三日月	**G**「形」形態・手形・人形
C「木」樹木・木陰・並木道	**H**「合」混合・合宿・合戦
D「夏」真夏日・夏至・盛夏	**I**「自」自動・自然・自ら
E「由」理由・由緒・由来	

104日目 答え

$$\boxed{5} + \boxed{46} + \boxed{49} = 100$$

107日目

図形

一度だけすべてを通る

動物があるマスを通らずに、他のマスをすべて「一度だけ」通って、スタートからゴールに抜け出てください。経路が交差してはいけません。

答え ➡ 119 ページ

A

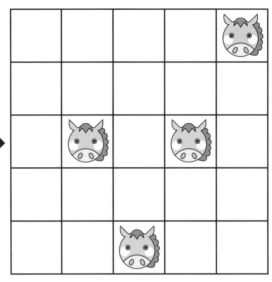

B

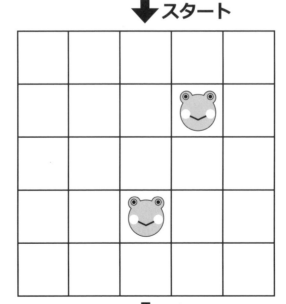

なるほど脳活

① 飛ぶ鳥跡を濁さず　② 立つ鳥跡を濁さず、正しいのはどちら？

【114P・答え】　②〜張（はり）

108日目

📖 漢字・言葉

慣用句・線つなぎ

A ～ G の慣用句の前半と後半を線でつないで、意味が通るものにしてください。

答え ➡ 119 ページ

A　血も •　•**つぶて**

いくら連絡してもまったく返事がない状況。

B　手を •　•**焼く**

うまく処理できず、手こずったり持て余してしまう状況。

C　峠を •　•**飲む**

泣きたい気持ちを我慢すること。口惜しさ、無念さをぐっと我慢して、引き下がること。

D 途方に •　•**越す**

物事の最高潮を過ぎて、穏やかになったり、衰える様子。

E　梨の •　•**涙もない**

まったく人情味や思いやりがなく、冷酷そのものである様子。

F　涙を •　•**手も借りたい**

人手不足が極まって、どんな手伝いでもほしいことの例え。

G　猫の •　•**暮れる**

あらゆる方法や手段を試してもうまくいかず、どうしていいのかわからない状況。

105日目 答え

A 8時46分　**B** 10時56分

C 2時39分　**D** 4時54分

106日目 答え

A「飲・間」が仲間はずれ

「中」を「・」に入れると言葉になる。「地中海」「山中湖」「食中毒」「熱中症」「生中継」

B「辛」が仲間はずれ

「鯛」を足すと別の言葉になる。「石鯛」「甘鯛」「桜鯛」「雀鯛」「黒鯛」

図形

図形絵合わせ

A、B、Cをそれぞれ4枚の絵を組み合わせて作ったときに、ひとつずつ「使わない絵」があります。その番号を答えてください。

答え ➡ 121ページ

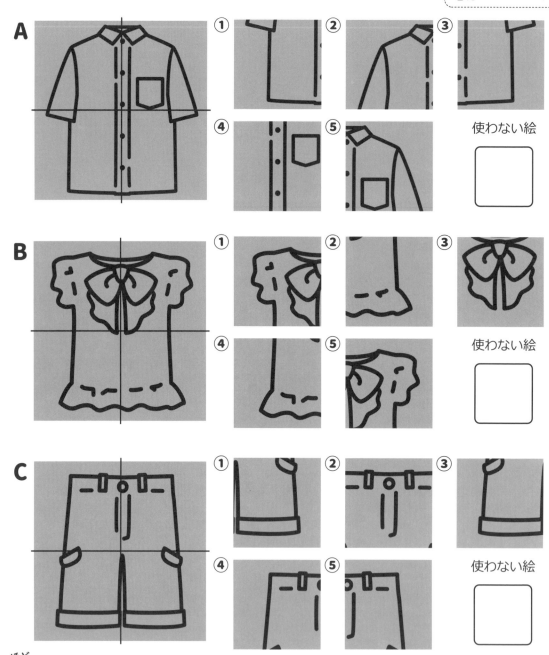

A

① ② ③

④ ⑤

使わない絵

B

① ② ③

④ ⑤

使わない絵

C

① ② ③

④ ⑤

使わない絵

なるほど脳活

ウスターソースの「ウスター」の由来は？　①イギリスの地名　②古代ギリシャ語

【116P・答え】　②立つ鳥跡を濁さず

ナゾトレ しりとりゲーム

【候補】のひらがなをマスに当てはめ、しりとりを完成させてください。太い線で結ばれたふたつのマスには、同じひらがなが入ります。

答え ⇒ 121ページ

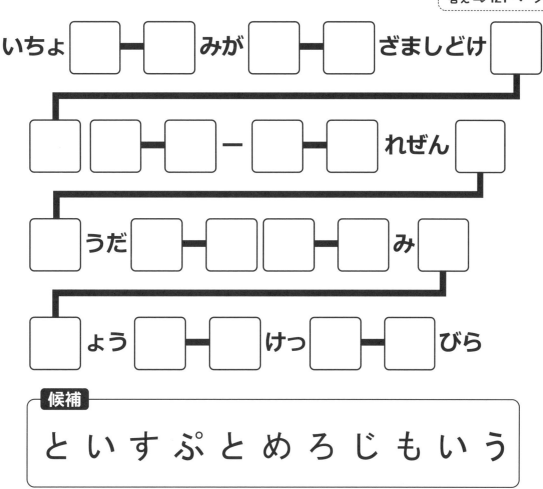

いちょ □ ─ □ みが □ ─ □ ざましどけ □

□ □ ─ □ － □ □ れぜん □

□ うだ □ □ □ □ み □

□ ょう □ □ けっ □ ─ □ びら

候補

と　い　す　ぷ　と　め　ろ　じ　も　い　う

107日目 答え

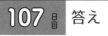

A

B

スタート

ゴール

スタート

ゴール

108日目 答え

A 血も涙もない
B 手を焼く
C 峠を越す
D 途方に暮れる
E 梨のつぶて
F 涙を飲む
G 猫の手も借りたい

漢字・言葉
二字熟語しりとり

矢印の方向に読むと二字熟語の「しりとり」になるように、【候補】の中からマスに漢字を入れてください。さらに、使わずに【候補】に残った漢字で、三字熟語を作りましょう。

111日目

学習日　　月　　日

答え ➡ 123 ページ

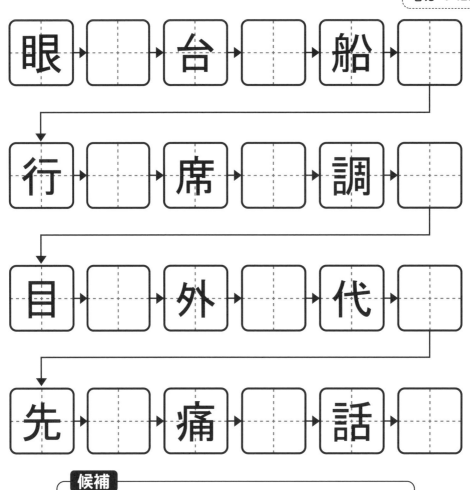

眼 → □ → 台 → □ → 船 → □

行 → □ → 席 → □ → 調 → □

目 → □ → 外 → □ → 代 → □

先 → □ → 痛 → □ → 話 → □

【候補】

題 風 節 力 筆 鏡 頭 戦
手 旅 列 即 順 的 交

三字熟語 □□□□

なるほど脳活

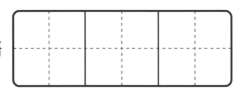

バイオリンの数え方は？　①〜挺（ちょう）　②〜台（だい）

【118P・答え】　①イギリスの地名　イギリスのウスターシャ地方が発祥の地

漢字・言葉

そっくり漢字探し

同じ漢字がたくさんならんでいる中に、よく似てはいるけれど違う漢字がひとつだけ混じっています。それを探し出してください。

答え ➡ 123 ページ

A

職職職職職職職職職職
織職職職職職職職職職
職職職職職職職職職職
職職職職職職職職職職
職職職職職職職職職職
職職職職職職職職職職
職職職職職職職職職職
職職職職職職職職職職
職職職職職職職職職職
職職職職職職職職職職
職職職職職職職職職職
職職職職職職職職職職
職職職職職職職職職職

B

武武武武武武武武武武
武武武武武武武武武武
武武武武武武武武武武
武武武武武武武武武武
武武武武武武武武武武
武武式武武武武武武武
武武武武武武武武武武
武武武武武武武武武武
武武武武武武武武武武
武武武武武武武武武武
武武武武武武武武武武
武武武武武武武武武武
武武武武武武武武武武

109日目　答え

A ④　B ③　C ②

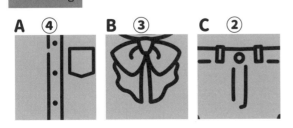

110日目　答え

いちょう ー うみがめ ー めざましどけい ー いす ー すーぷ ー ぷれぜんと ー とうだい ー いも ー もみじ ー じょうろ ー ろけっと ー とびら

🔢 数学・計算

動物の正体

動物は、1〜9のいずれかの数字に置き換えることができます。
計算の内容から数字を判断して、動物の数字を答えましょう。

答え ➡ 125 ページ

A

　8 🐘
＋ 🐘 6
―――――――
　1 3 0

🐘 = □

B

🐼 3
＋ 4 🐼
―――――――
1 4 2

🐼 = □

C

　8 🐱
＋ 🐱 8
―――――――
　1 5 4

🐱 = □

D

🦊 3
＋ 3 🦊
―――――――
8 8

🦊 = □

なるほど
脳活

①明るみに出る　②明るみになる、正しいのはどちら？

📖 漢字・言葉

逆さま読み四字熟語

ふたつの四字熟語を逆さまにして、ひらがなで交互に並べました。
元になっているふたつの四字熟語を漢字で書きましょう。

答え ➡ 125 ページ

A

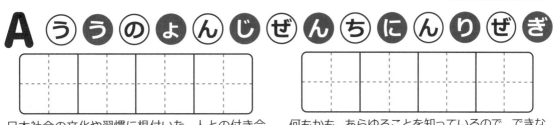

うう の ょん じ ぜん ち にん り ぎ

日本社会の文化や習慣に根付いた、人との付き合いや、人に対する思いやりなどの対応。

何もかも、あらゆることを知っているので、できないことはないということ。

B

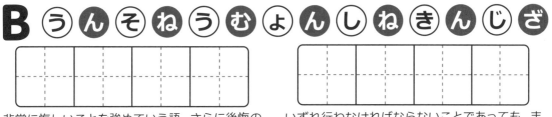

うん そ ね う む ょん し ね きん じ ざ

非常に悔しいことを強めていう語。さらに後悔の念まで抱いている状態。

いずれ行わなければならないことであっても、まだ時が熟していない、早すぎること。

C

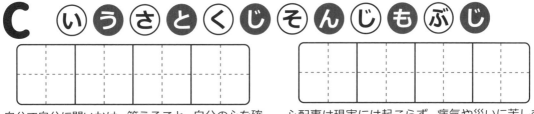

いう さ と く じ そん じ も ぶ じ

自分で自分に問いかけ、答えること。自分の心を確かめるために、今一度、考え直してみること。

心配事は現実には起こらず、病気や災いに苦しむことがない平穏な暮らしぶり。

111日目 答え

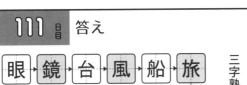

眼→鏡→台→風→船→旅
行→列→席→順→調→節
目→的→外→交→代→筆
先→頭→痛→手→話→題

三字熟語　即戦力

112日目 答え

A「職」が並ぶ中に
上から2行目・左端に「織」がある

B「武」が並ぶ中に
上から6行目・左から3列目に「式」がある

漢字・言葉

漢字合体・熟語作り

A～Fそれぞれに並ぶ文字は、漢字の部分を示しています。【例】を参考にして、漢字を組み合わせて、二字熟語を作ってください。

答え ➡ 127ページ

例 竹 + 角 + 合 + 刀 + 牛 ➡ 解 答

A 口 是 夕 頁 ⬇

B 今 欠 谷 目 八 ⬇

C 木 田 口 一 人 ⬇

D 日 門 寸 土 日 ⬇

E 木 木 木 木 木 ⬇

F 言 川 牛 寸 土 ⬇

なるほど
脳活

食パンの袋の四角の留め具の名前は？　①食パンピン　②バッグ・クロージャー

【122P・答え】　①明るみに出る

124

数学・計算

使わない数

A〜I にある大きな数字は、ヨコにある 4 つの数字のうち、3 つを足してできるものです。足し算に使わない数字に「×」を書いてください。

答え ➡ 127 ページ

A

38　17　12　9　11

B

41　17　11　13　14

C

80　34　33　26　21

D

95　45　24　43　26

E

52　25　13　16　14

F

89　36　27　26　30

G

71　22　18　31　27

H

49　13　17　15　21

I

95　25　27　33　43

113日目 答え

A = **4**　　B = **9**

C = **6**　　D = **5**

114日目 答え

A ぎりにんじょう【義理人情】
　ぜんちぜんのう【全知全能】

B ざんねんむねん【残念無念】
　じきしょうそう【時期尚早】

C じもんじとう　【自問自答】
　ぶじそくさい　【無事息災】

📐 図形

同じモノ探し

A〜Pまで16の絵が並んでいます。この中に全く同じ絵がふたつ＝1組あります。それは、どれとどれでしょうか？　A〜Pの文字を○で囲んでみましょう。

答え ➡ 129 ページ

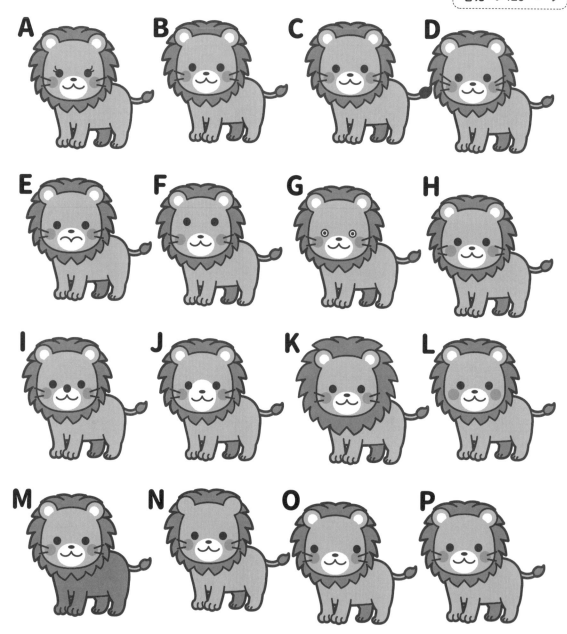

A　B　C　D

E　F　G　H

I　J　K　L

M　N　O　P

なるほど
脳活

豆腐の数え方は？　①〜パック　②〜丁（ちょう）

【124P・答え】　②バッグ・クロージャー

漢字・言葉

四字熟語あみだくじ

四字熟語の最初の前半と後半の二字をあみだくじの要領でつなごうとしましたが、うまくいきません。図に2本の線を加えて、正しく四字熟語がつながるようにしてください。

答え ➡ 129 ページ

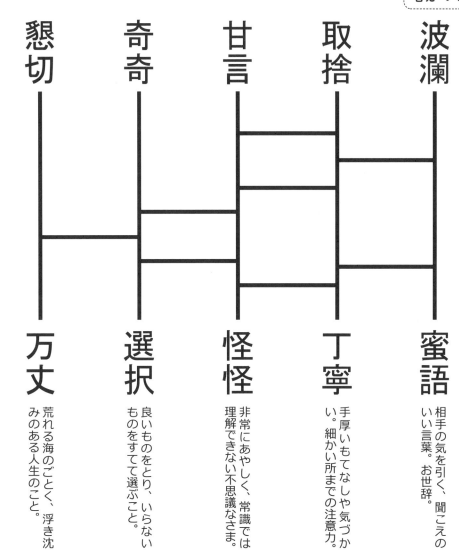

懇切

奇奇

甘言

取捨

波瀾

万丈
荒れる海のごとく、浮き沈みのある人生のこと。

選択
良いものをとり、いらないものをすてて選ぶこと。

怪怪
非常にあやしく、常識では理解できない不思議なさま。

丁寧
手厚いもてなしや気づかい。細かい所までの注意力。

蜜語
相手の気を引く、聞こえのいい言葉。お世辞。

115日目 答え

A 題名　**B** 貪欲　**C** 因果

D 時間　**E** 森林　**F** 特訓

116日目 答え

A「11」　**B**「14」　**C**「34」

D「43」　**E**「16」　**F**「30」

G「27」　**H**「17」　**I**「33」

漢字・言葉

同じ漢字で四字熟語

A～Fそれぞれに並ぶ4つのマスには、同じ漢字が入ります。それぞれの四字熟語が成り立つ「共通の漢字」を書きましょう。

答え ➡ 131ページ

A

□	月	暑	記
合	□	中	者
結	団	□	会
婚	子	舞	□

B

□	同	四	鳴
代	□	六	門
錯	通	□	金
誤	訳	中	□

C

□	針	大	軽
春	□	同	薄
日	棒	□	短
和	大	異	□

D

□	面	晴	亭
砂	□	天	主
清	半	□	関
松	分	日	□

E

□	風	航	万
士	□	空	有
志	発	□	引
望	電	学	□

F

□	直	産	永
身	□	業	世
出	不	□	中
世	動	国	□

なるほど脳活

①風の便り　②風の噂、正しいのはどちら？

数学・計算
お買い物計算

所持金と商品それぞれの金額を見ながら、A〜Dの質問に答えてください。

答え ⇒ 131 ページ

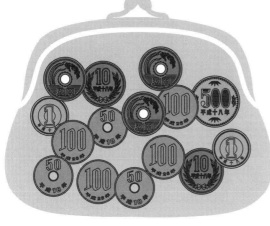

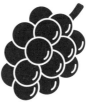
ブドウ
¥260

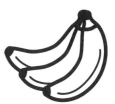
バナナ
¥150

A 財布の中には、全部でいくらのお金が入っていますか？　　　　　円

B 五百円硬貨と十円硬貨の合計金額で、ブドウは何個買えますか？　　　　　個

C バナナを 3 個買うと、2 割引きになります。いくらになるでしょうか？　　　　　円

D 所持金で、ブドウをできるだけ多く買ったときの、お釣りはいくらですか？　　　　　円

117日目 答え

B と P が同じ絵です

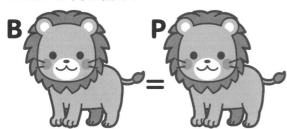

118日目 答え

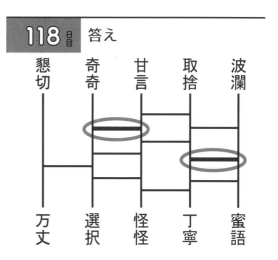

📖 漢字・言葉

二字熟語ネットワーク

矢印の方向に読むと二字熟語ができるように、マスに漢字を当てはめてください。

答え ➡ 133 ページ

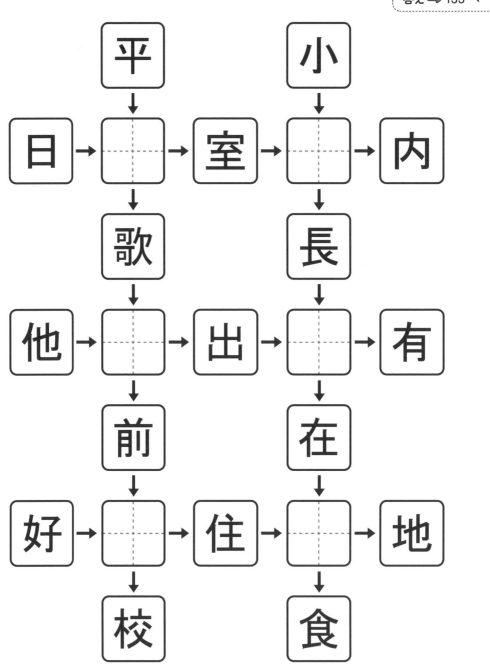

なるほど
脳活

世界一硬い食べ物は？　①鰹節　②草加せんべい

【128P・答え】　①風の便り

漢字・言葉

円形単語

A〜Dには、ある単語が円形に並んでいます。時計回り＝右回りで読むのですが、どこから読み始めるのかは、バラバラです。⑦にひらがなの一字を入れて、言葉にして書きましょう。

答え➡ 133ページ

A

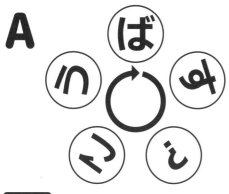

答え _____

B

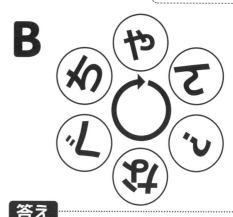

答え _____

C

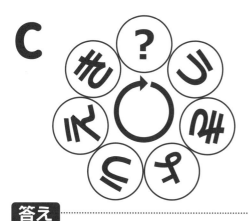

答え _____

D

答え _____

119日 答え	
A 見	**B** 時
C 小	**D** 白
E 力	**F** 立

120日 答え

A 所持金は￥1087
B 五百円硬貨1＝￥500＋十円硬貨2＝￥20の合計￥520で
￥520÷ブドウ￥260＝2個買える
C（バナナ￥150）×3＝￥450の2割（￥450×0.2）＝￥90を引くと、￥360
D 所持金￥1087－（ブドウ￥260×4＝￥1040）＝￥47

📖 漢字・言葉

同じ漢字・読み方違い

A〜Ⅰそれぞれに並ぶ3つのマスには、同じ漢字が入ります。
ただし、読み方は違います。
言葉が成り立つ「共通の漢字」を考えて、書きましょう。

答え ➡ 135ページ

A
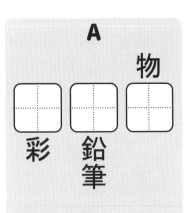

物

彩　鉛筆

B
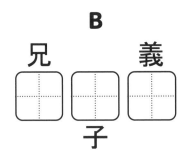

兄　　義

子

C
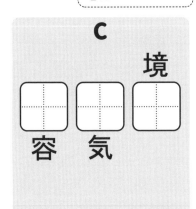

境

容　気

D
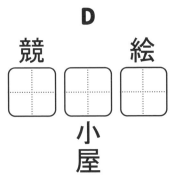

競　　絵

小屋

E
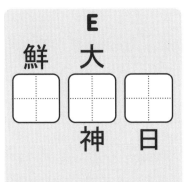

鮮　大

神　日

F
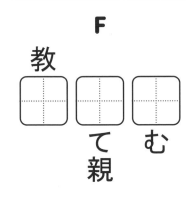

教

て　む
親

G
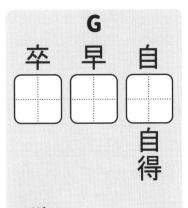

卒　早　自

自得

H
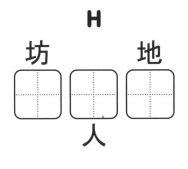

坊　　地

人

I
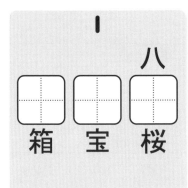

八

箱　宝　桜

なるほど脳活

アメリカの通貨単位は？　①ドル　②シリング

【130P・答え】　①鰹節　ギネスブックにのっている。水晶と同程度の硬さ

学習日　　月　　日

数学・計算

選手番号の合計は100

あるスポーツで、チームの代表選手を3人選びました。その代表3人の番号を足すと「100」になります。どの3選手が、代表なのでしょうか？　下の□に書き出してみましょう。

答え➡ 135ページ

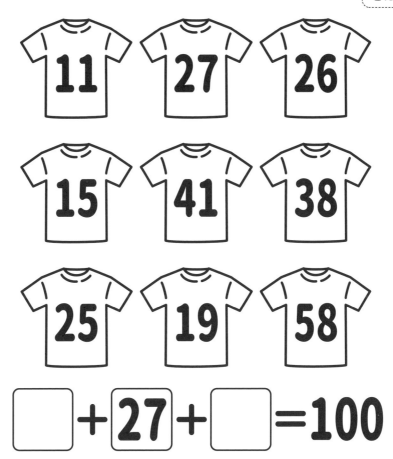

$$\square + 27 + \square = 100$$

121日目 答え

```
        平     小
 日→和→室→町→内
        歌     長
 他→人→出→所→有
        前     在
 好→転→住→宅→地
        校     食
```

122日目 答え

A「や」を加えて
「やこうばす＝夜行バス」

B「こ」を加えて
「ちゃんこなべ＝ちゃんこ鍋」

C「と」を加えて
「とうきょうえき＝東京駅」

D「き」を加えて
「ろうがんきょう＝老眼鏡」

鏡映しの時計

時計が鏡に映っています。とてもややこしいのですが、きちんと見たときの「正確な時間」を答えてください。

答え ➡ 137 ページ

A

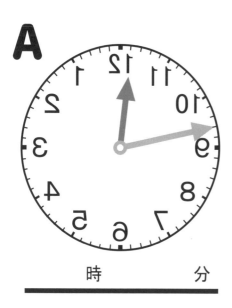

時　　　　　分

B

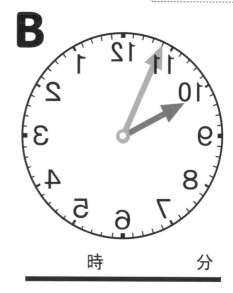

時　　　　　分

C

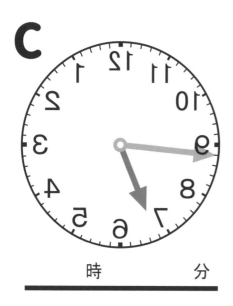

時　　　　　分

D

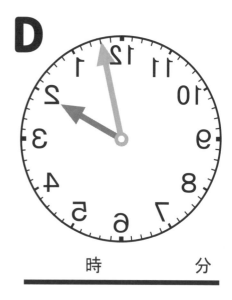

時　　　　　分

なるほど
脳活

①足元をすくう　②足をすくう、正しいのはどちら？

【132P・答え】　①ドル

126日目

学習日　　月　　日

📖 漢字・言葉

仲間はずれ

A、Bそれぞれ、ある法則にしたがって、言葉を集めました。この中のひとつだけが、法則に合わない「仲間はずれ」になっています。「仲間はずれ」がどれなのか、答えてください。

答え ➡ 137ページ

A

登山	上	革
水泳	長	運動

●ヒント……それは裸足のスポーツでしょ

B

熊	虫	色
橋	猿	老

●ヒント……ぼんやりとしか見えない、何が必要？

123日目 答え

A「色」色彩・色鉛筆・物色
B「弟」兄弟・弟子・義弟
C「内」内容・内気・境内
D「馬」競馬・馬小屋・絵馬
E「明」鮮明・大明神・明日
F「育」教育・育て親・育む
G「業」卒業・早業・自業自得
H「主」坊主・主人・地主
I「重」重箱・重宝・八重桜

124日目 答え

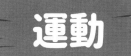 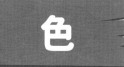
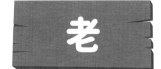

$$15 + 27 + 58 = 100$$

127日目

4 図形

一度だけすべてを通る

動物があるマスを通らずに、他のマスをすべて「一度だけ」通って、スタートからゴールに抜け出てください。経路が交差してはいけません。

答え ➡ 139 ページ

A

⬇ スタート

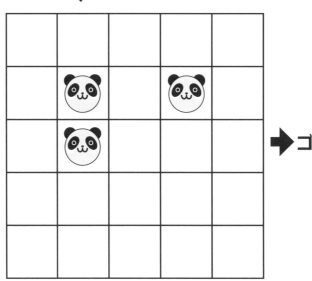

➡ ゴール

B

⬇ スタート

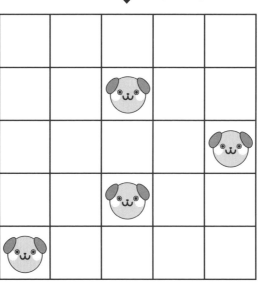

⬇ ゴール

なるほど脳活

「急がば回れ」という言葉が生まれた舞台は？　①富士山　②琵琶湖

【134P・答え】　②足をすくう

📖 漢字・言葉

慣用句・線つなぎ

A 〜 G の慣用句の前半と後半を線でつないで、意味が通るものにしてください。

答え ➡ 139 ページ

A　根も ●　　● **ねずみ**

動物が追い詰められた様子のように、逃げ場ややりようがなくなり、どこへも進めない状況の例え。

B　歯が ●　　● **葉もない**

根拠や証拠がまったくなく、でたらめなこと。

C　鼻が ●　　● **突く**

相手がまったく警戒していない、気づいていない状況を狙って仕掛けること。

D　腹が ●　　● **高い**

得意げな様子。ほこらしい。

E　火の ●　　● **黒い**

言葉や表情とは別に、心や頭の中では悪事を企んでいるようなねじけた性格。

F 不意を ●　　● **消えたよう**

さっきまでの騒ぎがどこに行ったのかと思うほど、急に活気がなくなりさびしくなる状況。

G　袋の ●　　● **立たない**

相手の技量や知識、経験がはるかに自分を越えていて、とても相手になれない様子。

---

125 日目 答え

A 11時47分　**B** 9時56分
C 6時44分　**D** 2時2分

126 日目 答え

A「水泳」が仲間はずれ
「靴」を足すと別の言葉になる。「登山靴」「上靴」「革靴」「長靴」「運動靴」
B「熊」が仲間はずれ
「眼鏡」を足すと別の言葉になる。「虫眼鏡」「色眼鏡」「眼鏡橋」「眼鏡猿」「老眼鏡」

129日目

学習日　　月　　日

記憶力テスト

Aの図をよく見て、覚えてください。その後に、Bの計算をしてください。最初にAを1分間見たら、もう後からは見ないことを守ってくださいね。

答え➡141ページ

A 1分間、国旗と数字をよく見て、組み合わせを覚えてください。

 ＝**9** ＝**4** ＝**6** 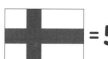 ＝**5**

カナダ　　　　　スイス　　　オーストラリア　フィンランド

覚えましたね。ここからは **A** を一切、見ないでください

進む

B 国旗をそれぞれの数字に置き換えて、計算しましょう。

 × ＝ ☐

 ＋ 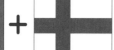 － 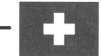 ＝ ☐

 × ＋ 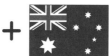 ＝ ☐

 × ＋ － ＝ ☐

なるほど脳活

イギリスの通貨単位は？　①フラン　②ポンド

【136P・答え】　②琵琶湖　京都へは琵琶湖横断が近道だが、風が吹き危険だったことに由来

ナゾトレ
「ある」「なし」クイズ

「ある」の言葉は、共通の法則にしたがっています。その法則は何でしょうか？　言葉を分析して、法則を見抜いて答えてください。

答え ➡ 141 ページ

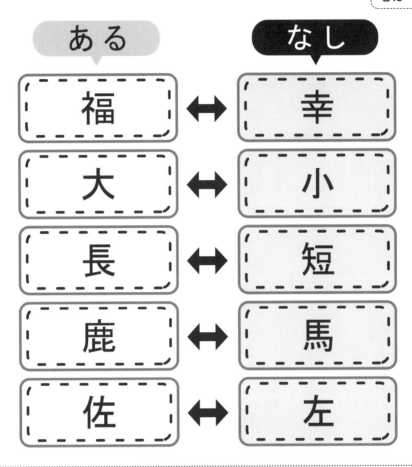

ある		なし
福	↔	幸
大	↔	小
長	↔	短
鹿	↔	馬
佐	↔	左

答え　「ある」に共通する法則

127日目 答え

A　スタート → ゴール

B　スタート → ゴール

128日目 答え

A 根も葉もない
B 歯が立たない
C 鼻が高い
D 腹が黒い
E 火の消えたよう
F 不意を突く
G 袋のねずみ

漢字・言葉
二字熟語しりとり

矢印の方向に読むと二字熟語の「しりとり」になるように、【候補】の中からマスに漢字を入れてください。さらに、使わずに【候補】に残った漢字で、三字熟語を作りましょう。

答え ➡ 143 ページ

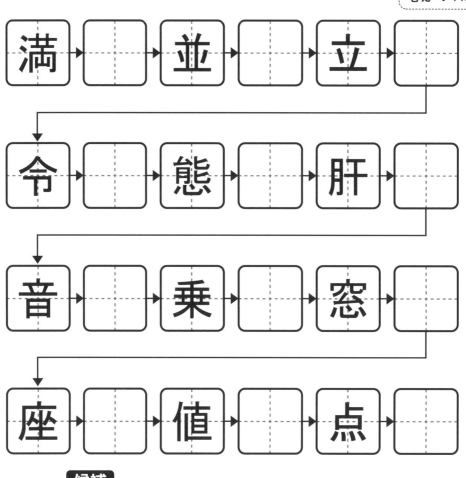

満 → □ → 並 → □ → 立 → □

令 → □ → 態 → □ → 肝 → □

音 → □ → 乗 → □ → 窓 → □

座 → □ → 値 → □ → 点 → □

候補

吹 口 月 心 花 木 波 打
状 法 線 雪 車 度 高

三字熟語 ☐☐☐

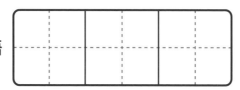

なるほど脳活

①思いもよらない　②思いもつかない、正しいのはどちら？

【138P・答え】　②ポンド

140

132日目

漢字・言葉

そっくり漢字探し

同じ漢字がたくさんならんでいる中に、よく似てはいるけれど違う漢字がひとつだけ混じっています。それを探し出してください。

答え ➡ 143 ページ

A

未未未未未未未未未未
未未未未未未未未未未
未未未未未未未未未未
未未未未未未未未未未
未未未未未未未未未未
未未未未未未未未未未
未未未未未未未未未未
未未未未未未未未未未
未未未未未未未未未未
未未未未未未未未未末
未未未未未未未未未未
未未未未未未未未未未
未未未未未未未未未未

B

季季季季季季季季季季
季季季季季季季季季季
季季季季季季季季季季
季季季季季季季季季季
季季季季季季季季季季
季季季季季季季季季季
季季季季季季季季季季
季季季季季季季季季季
季季季季季季季季季季
季季季季季季季季季季
季季季季季季季季季季
季季季季季季季季季季
季季季季季李季季季季

129日目 答え

B 計算は次のようになります

$4 \times 6 = 24$　　$9 + 5 - 4 = 10$

$4 \times 9 + 6 = 42$

$5 \times 6 + 4 - 9 = 25$

130日目 答え

「ある」は九州の県名の一字目である

「福岡」「大分」「長崎」「鹿児島」「佐賀」

133日目

学習日　　月　　日

窓の形合わせ

A のレモン、B のパイナップルで、それぞれ①②のように、窓があります。この窓を合わせたときに、①②の形が一致するところはどこでしょうか？　3番目の図に、重なる窓を塗りつぶしましょう。

答え➡ 145 ページ

A

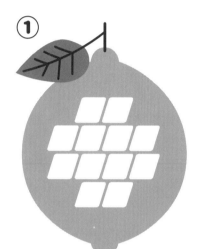

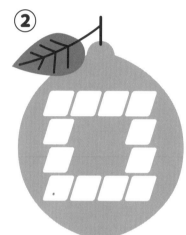

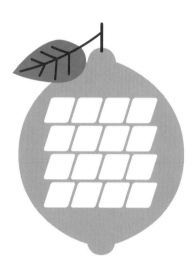

B

なるほど脳活

サハラ砂漠の「サハラ」とはどんな意味？　①広大な　②砂漠

【140P・答え】　①思いもよらない

134 日目

学習日　　月　　日

漢字・言葉

逆さま読み四字熟語

ふたつの四字熟語を逆さまにして、ひらがなで交互に並べました。元になっているふたつの四字熟語を漢字で書きましょう。

答え ➡ 145 ページ

A 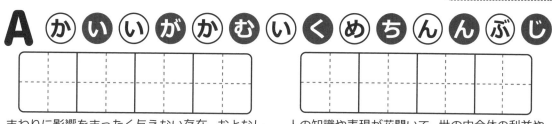　か　い　い　が　か　む　い　く　め　ち　ん　ん　ぶ　じ

まわりに影響をまったく与えない存在。おとなしい性格の人。

人の知識や表現が花開いて、世の中全体の利益や楽しさが発展する状況。

B 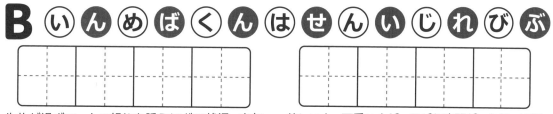　い　ん　め　ば　く　ん　は　せ　ん　い　じ　れ　び　ぶ

失礼が過ぎて、人の怒りを誘うほどの状況。空気が読めない、はなはだしく礼儀が欠けている様子。

美しい人、可愛い人が、なぜか病弱だったり、不遇だったりで、運命にもてあそばれること。

C 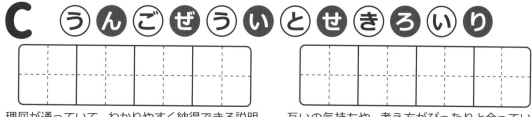　う　ん　ご　ぜ　う　い　と　せ　き　ろ　い　り

理屈が通っていて、わかりやすく納得できる説明、文、考え方。

互いの気持ちや、考え方がぴったりと合っている状況。

---

131 日目 答え

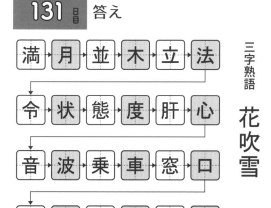

| 満 | → | 月 | → | 並 | → | 木 | → | 立 | → | 法 |

三字熟語　花吹雪

令	状	態	度	肝	心
音	波	乗	車	窓	口
座	高	値	打	点	線

132 日目 答え

A「未」が並ぶ中に
上から8行目・左から9列目に「末」がある

B「季」が並ぶ中に
一番下の行・左から6列目に「李」がある

漢字・言葉

漢字合体・熟語作り

A〜F それぞれに並ぶ文字は、漢字の部分を示しています。【例】を参考にして、漢字を組み合わせて、二字熟語を作ってください。

答え ➡ 147 ページ

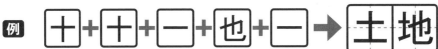

例　十 + 十 + 一 + 也 + 一 → 土地

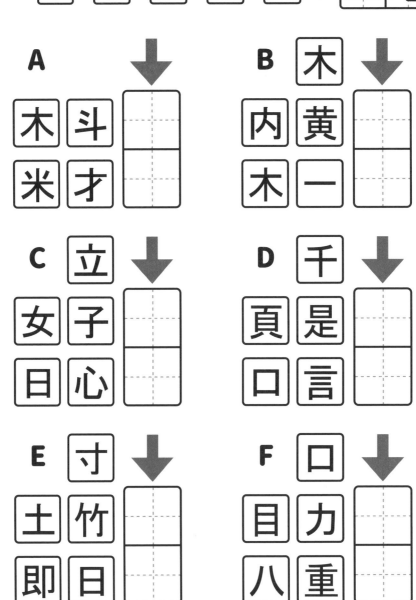

A　木　斗　米　才

B　木　内　黄　木　一

C　立　女　子　日　心

D　千　頁　是　口　言

E　寸　土　竹　即　日

F　口　目　力　八　重

なるほど脳活

イラクの通貨単位は？　①ディナール　②リヤル

【142P・答え】　②砂漠　サハラとはアラビア語で砂漠の意味

📟 数学・計算

使わない数

A ～ I にある大きな数字は、ヨコにある4つの数字のうち、3つを足してできるものです。足し算に使わない数字に「×」を書いてください。

答え ➡ 147 ページ

A

68　| 16 | 20 |
| 32 | 23 |

B

76　| 22 | 20 |
| 26 | 30 |

C

20　| 6 | 4 |
| 5 | 9 |

D

37　| 15 | 10 |
| 12 | 9 |

E

66　| 27 | 17 |
| 20 | 29 |

F

89　| 26 | 41 |
| 25 | 22 |

G

50　| 12 | 16 |
| 13 | 21 |

H

87　| 23 | 42 |
| 40 | 22 |

I

97　| 26 | 30 |
| 29 | 42 |

---

133 日　答え

A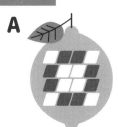

B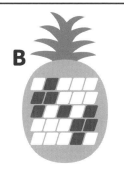

134 日　答え

A じんちくむがい【人畜無害】
　　ぶんめいかいか【文明開化】
B ぶれいせんばん【無礼千万】
　　びじんはくめい【美人薄命】
C りろせいぜん　【理路整然】
　　いきとうごう　【意気投合】

145

137 日目

学習日　月　日

図形

間違い探し

AとBをよく見比べてください。Bには、Aと異なる「間違い」が
6つあります。見つけて○で囲みましょう。

答え ➡ 149 ページ

A

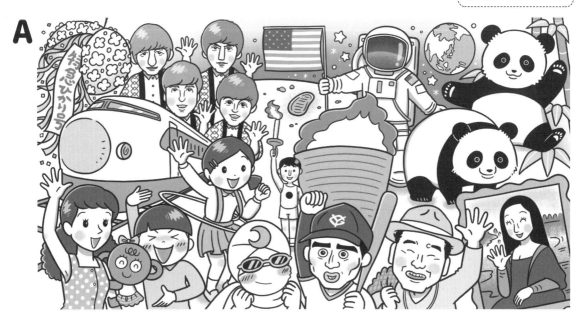

B

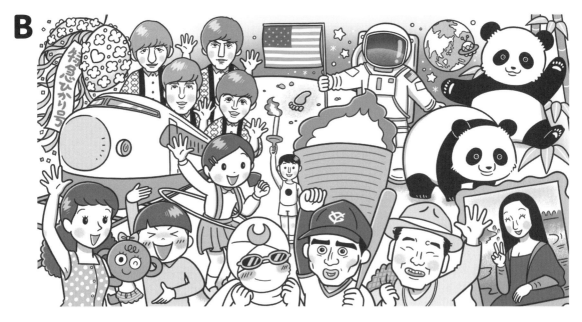

なるほど
脳活

①公算が大きい　②公算が強い、正しいのはどちら?

【144P・答え】　①ディナール

漢字・言葉

四字熟語あみだくじ

四字熟語の最初の前半と後半の二字をあみだくじの要領でつなごうとしましたが、うまくいきません。図に2本の線を加えて、正しく四字熟語がつながるようにしてください。

答え ➡ 149ページ

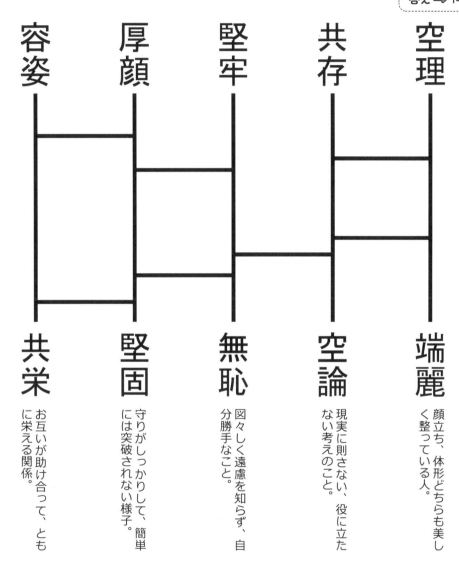

容姿　厚顔　堅牢　共存　空理

共栄　堅固　無恥　空論　端麗

お互いが助け合って、ともに栄える関係。

守りがしっかりして、簡単には突破されない様子。

図々しく遠慮を知らず、自分勝手なこと。

現実に則さない、役に立たない考えのこと。

顔立ち、体形どちらも美しく整っている人。

135日目 答え

A 材料　B 横柄　C 好意

D 話題　E 時節　F 動員

136日目 答え

A「23」　B「22」　C「4」

D「9」　E「27」　F「25」

G「12」　H「40」　I「30」

漢字・言葉 同じ漢字で四字熟語

A～Fそれぞれに並ぶ4つのマスには、同じ漢字が入ります。それぞれの四字熟語が成り立つ「共通の漢字」を書きましょう。

答え ⇒ 151ページ

A

□	未	政	丁
定	□	権	稚
歩	開	□	奉
合	株	約	□

B

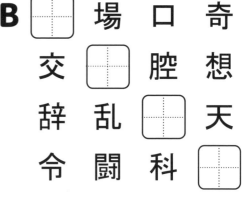

□	場	口	奇
交	□	腔	想
辞	乱	□	天
令	闘	科	□

C

□	動	柔	表
質	□	軟	裏
改	視	□	一
善	力	操	□

D

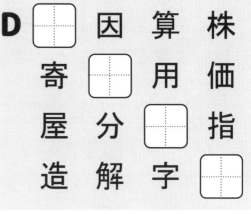

□	因	算	株
寄	□	用	価
屋	分	□	指
造	解	字	□

E

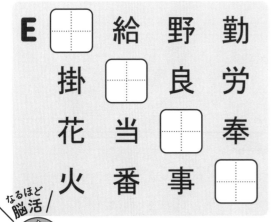

□	給	野	勤
掛	□	良	労
花	当	□	奉
火	番	事	□

F

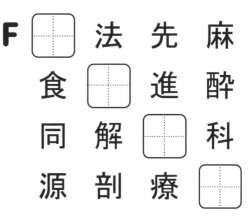

□	法	先	麻
食	□	進	酔
同	解	□	科
源	剖	療	□

なるほど脳活　次のうち車のナンバープレートに使われない平仮名は？　①あ　②お

【146P・答え】　①公算が大きい

お買い物計算

所持金と商品それぞれの金額を見ながら、A～D の質問に答えてください。

答え ➡ 151 ページ

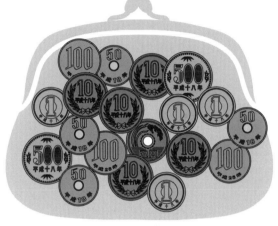

ソフトクリーム
¥210

ケーキ
¥320

A 財布の中には、全部でいくらのお金が入っていますか？
　　　　　　　円

B 五百円硬貨と十円硬貨全部を使って買えるソフトクリームは何個でしょう？
　　　　　　　個

C 百円硬貨と五十円硬貨を五百円硬貨に両替しました。硬貨の総数は何枚になったでしょうか？
　　　　　　　枚

D 100 円の割引券を使い、ケーキ 5 個を、所持金で買えるでしょうか？

---

137 日目 答え

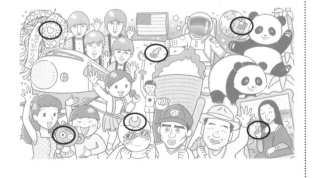

138 日目 答え

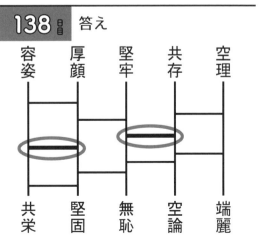

容姿　厚顔　堅牢　共存　空理

共栄　堅固　無恥　空論　端麗

漢字・言葉

二字熟語ネットワーク

矢印の方向に読むと二字熟語ができるように、マスに漢字を当てはめてください。

答え ➡ 153 ページ

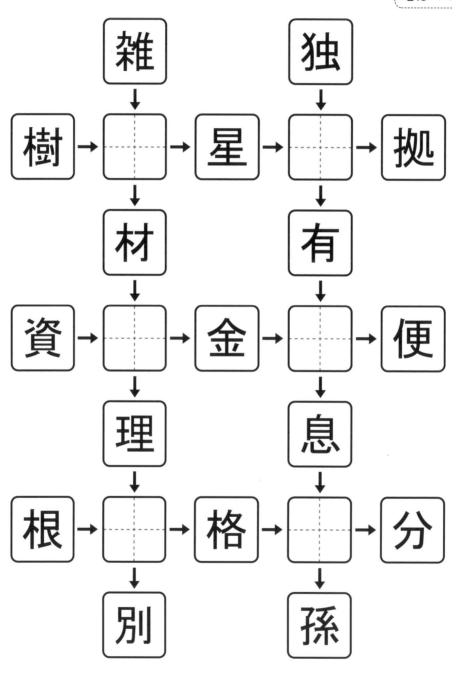

なるほど
脳活

インドの通貨単位は？　①ルピー　②ペソ

【148P・答え】　②お　「お」「し」「へ」「ん」は使われない

142 日目

漢字・言葉

円形単語

A ～ D には、ある単語が円形に並んでいます。時計回り＝右回りで読むのですが、どこから読み始めるのかは、バラバラです。
？にひらがな・カタカナの一字を入れて、言葉にして書きましょう。

答え ➡ 153 ページ

A

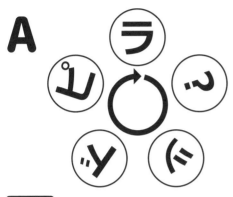

答え ....

B

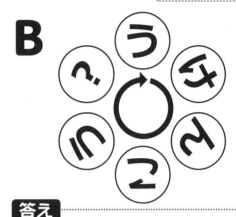

答え ....

C

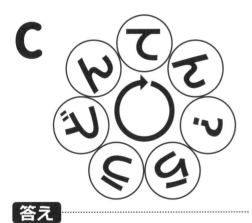

答え ....

D

答え ....

---

139 日目 答え	140 日目 答え
A 公　B 外 C 体　D 数 E 仕　F 医	A 所持金は￥1559 B 五百円硬貨 2 ＝￥1000＋十円硬貨 5 ＝￥50 の合計￥1050 で、 ￥1050÷ソフトクリーム￥210 ＝ 5 個買える C 百円硬貨 3 ＝￥300＋五十円硬貨 4 ＝￥200 で、 五百円硬貨 1 枚に両替できる。硬貨の総数 19 枚－7 枚＋1 枚＝13 枚 D （ケーキ￥320×5 ＝￥1600）－割引￥100 ＝￥1500 所持金￥1559 で買える

143 日目

漢字・言葉

同じ漢字・読み方違い

A〜Iそれぞれに並ぶ3つのマスには、同じ漢字が入ります。
ただし、読み方は違います。
言葉が成り立つ「共通の漢字」を考えて、書きましょう。

答え ➡ 155 ページ

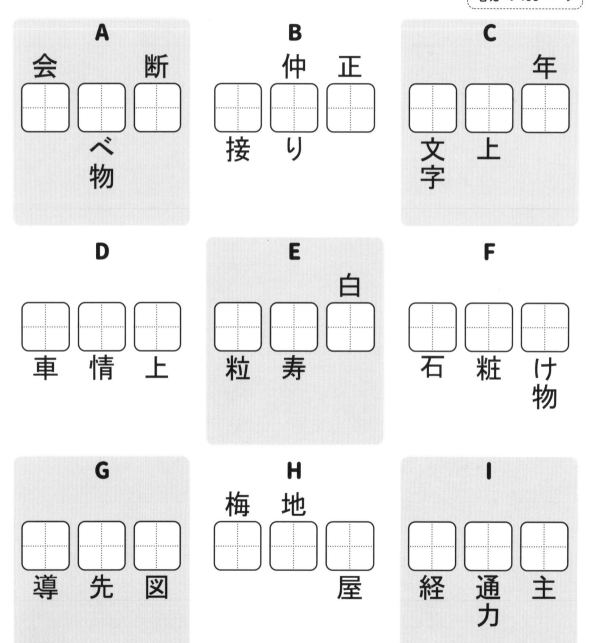

A
会□ □断
□ベ
物

B
仲□ 正□
接□ □り

C
年□
□文字 □上

D
□車 □情 □上

E
白□
□粒 □寿

F
□石 □粧 □け
物

G
□導 □先 □図

H
梅□ 地□
□屋

I
□経 □通力
□主

①見かけ倒れ　②見かけ倒し、正しいのはどちら？

144日目

数学・計算

選手番号の合計は100

あるスポーツで、チームの代表選手を3人選びました。その代表3人の番号を足すと「100」になります。どの3選手が、代表なのでしょうか？　下の□に書き出してみましょう。

答え ➡ 155ページ

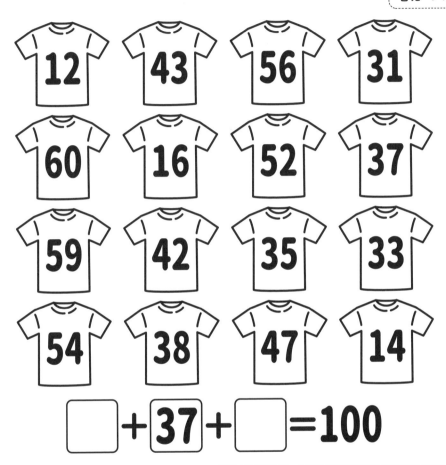

$$\boxed{} + \boxed{37} + \boxed{} = 100$$

141日目 答え

```
        雑        独
樹→ 木 →星→ 占 →拠
        材        有
資→ 料 →金→ 利 →便
        理        息
根→ 性 →格→ 子 →分
        別        孫
```

142日目 答え

A「ミ」を加えて
「ピラミッド」
B「く」を加えて
「こうくうけん＝航空券」
C「ぷ」を加えて
「てんぷらうどん＝天ぷらうどん」
D「か」を加えて
「きしゃかいけん＝記者会見」

数学・計算

鏡映しの時計

時計が鏡に映っています。とてもややこしいのですが、きちんと見たときの「正確な時間」を答えてください。

答え ➡ 157 ページ

A

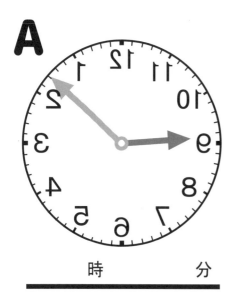

時　　　　分

B

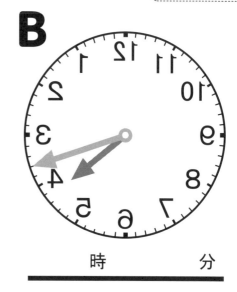

時　　　　分

C

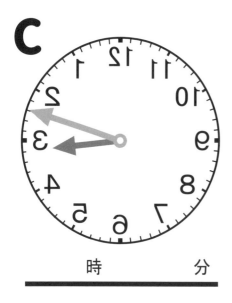

時　　　　分

D

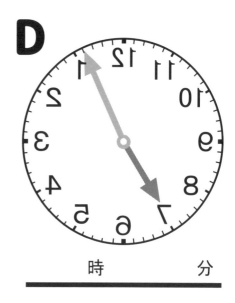

時　　　　分

なるほど脳活

大学ノートの「大学」はどこを指している？　①京都大学　②東京大学

【152P・答え】　②見かけ倒し

漢字・言葉

仲間はずれ

A、B それぞれ、ある法則にしたがって、言葉を集めました。この中のひとつだけが、法則に合わない「仲間はずれ」になっています。「仲間はずれ」がどれなのか、答えてください。

答え ➡ 157 ページ

A
大　　　中　　　小

九　　　黒　　　白

●ヒント……ひと手間、加えてください

B
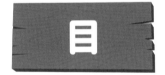　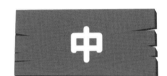　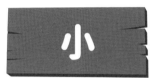

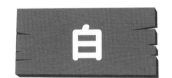　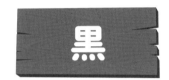　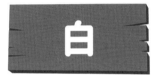

●ヒント……1 本、抜いてください

---

143 日目 答え

A 「食」会食・食べ物・断食
B 「直」直接・仲直り・正直
C 「頭」頭文字・頭上・年頭
D 「風」風車・風情・風上
E 「米」米粒・米寿・白米

F 「化」化石・化粧・化け物
G 「指」指導・指先・指図
H 「酒」梅酒・地酒・酒屋
I 「神」神経・神通力・神主

144 日目 答え

$$\boxed{16} + \boxed{37} + \boxed{47} = 100$$

判断力

147 日目

学習日　　月　　日

図形

一度だけすべてを通る

動物があるマスを通らずに、他のマスをすべて「一度だけ」通って、スタートからゴールに抜け出てください。経路が交差してはいけません。

答え ⇒ 159 ページ

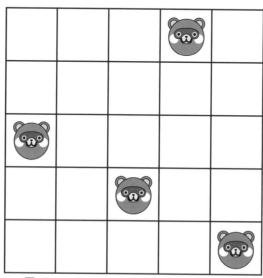

A　スタート ▼
　ゴール ▼

B　スタート ▼
　ゴール ▶

なるほど脳活

中華人民共和国の通貨単位は？　①云　②元

【154P・答え】　②東京大学

148日目

漢字・言葉

慣用句・線つなぎ

A ～ G の慣用句の前半と後半を線でつないで、意味が通るものにしてください。

答え ➡ 159 ページ

A ほおが ・

・ **高くして寝る**
心配事がなくなって、心地よく、ぐっすり眠りにつくことができる安寧の状態。

B　骨が ・

・ **居所が悪い**
ちょっとしたことにもすぐに腹を立てて突っかかる、機嫌の悪い状態。

C　枕を ・

・ **落ちる**
この上なく美味しいこと。

D　眉を ・

・ **折れる**
労力がいる、困難な様子。

E　水を ・

・ **ひそめる**
心配事があったり、他人の言動を不快に感じている様子。

F　耳が ・

・ **打ったよう**
大勢の人が一堂に会しているにもかかわらず、静まり返っている様子の例え。

G　虫の ・

・ **痛い**
自分の怠慢や落ち度を指摘されて、言葉が辛く感じる状況。

145日目 答え

A 9時8分　**B** 4時18分

C 3時12分　**D** 7時4分

146日目 答え

A「黒」が仲間はずれ
一画を足すと、別の漢字になる。一例をあげると、「大➡天」「中➡申」「小➡少」「九➡丸」「白➡百」

B「古」が仲間はずれ
一画を引くと別の漢字になる。一例をあげると、「目➡日」「由➡日」「白➡日」「田➡日」「旧➡日」

図形

図形絵合わせ

A、B、C をそれぞれ 4 枚の絵を組み合わせて作ったときに、ひとつずつ「使わない絵」があります。その番号を答えてください。

答え ➡ 161 ページ

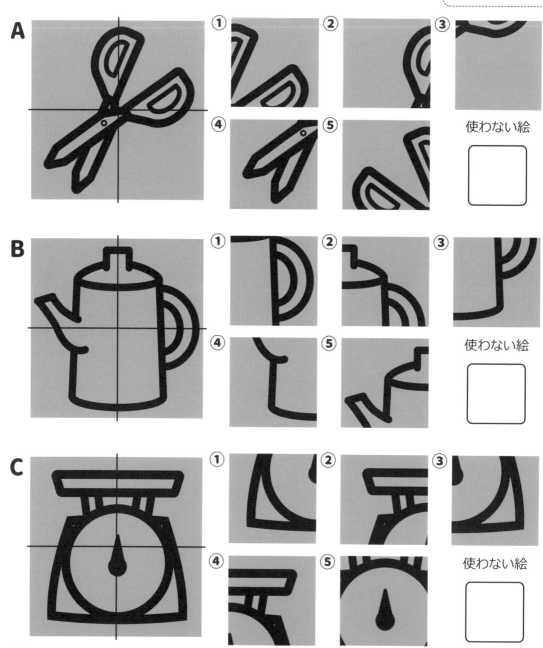

A ① ② ③

④ ⑤ 　使わない絵

B ① ② ③

④ ⑤ 　使わない絵

C ① ② ③

④ ⑤ 　使わない絵

なるほど脳活

①愛嬌を振りまく　②愛想を振りまく、正しいのはどちら？

【156P・答え】　②元

150日目

学習日　　月　　日

しりとりゲーム

【候補】のひらがなをマスに当てはめ、しりとりを完成させてください。太い線で結ばれたふたつのマスには、同じひらがなが入ります。

答え → 161 ページ

と □ ─ □ き □ ─ □ ろく □ ─ □ つ □

□ ゆ □ □ □ □ よーとけー □

□ ょうりゅ □ ─ □ ちゅ □ □ □

□ が □ ─ □ □ ─ □ うも □ ─ □ す

【候補】

りねうしりうしりまうきめこ

147日目 答え

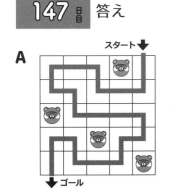

148日目 答え

A ほおが落ちる
B 骨が折れる
C 枕を高くして寝る
D 眉をひそめる
E 水を打ったよう
F 耳が痛い
G 虫の居所が悪い

二字熟語しりとり

漢字・言葉

矢印の方向に読むと二字熟語の「しりとり」になるように、【候補】の中からマスに漢字を入れてください。さらに、使わずに【候補】に残った漢字で、三字熟語を作りましょう。

答え ➡ 163 ページ

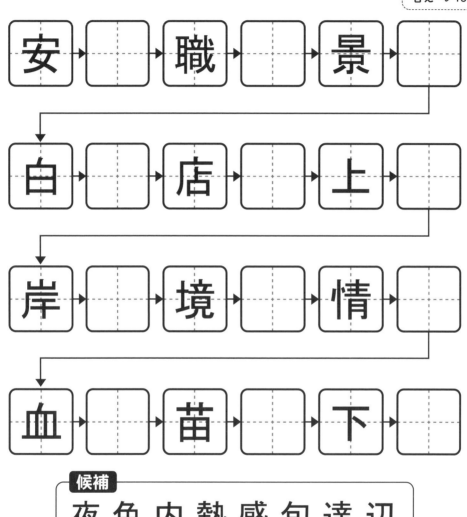

安 → ☐ → 職 → ☐ → 景 → ☐

白 → ☐ → 店 → ☐ → 上 → ☐

岸 → ☐ → 境 → ☐ → 情 → ☐

血 → ☐ → 苗 → ☐ → 下 → ☐

【候補】

夜 色 内 熱 感 旬 達 辺
豆 着 場 成 床 住 頭

三字熟語 ☐☐☐☐

なるほど脳活

お坊さんが木魚を鳴らすのはなんのため？　①眠気覚まし　②悪霊を寄せ付けない

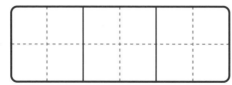

【158P・答え】　①愛嬌を振りまく

152日目

漢字・言葉

そっくり漢字探し

同じ漢字がたくさんならんでいる中に、よく似てはいるけれど違う漢字がひとつだけ混じっています。それを探し出してください。

答え ➡ 163 ページ

A

明明明明明明明明朋明
明明明明明明明明明明
明明明明明明明明明明
明明明明明明明明明明
明明明明明明明明明明
明明明明明明明明明明
明明明明明明明明明明
明明明明明明明明明明
明明明明明明明明明明
明明明明明明明明明明
明明明明明明明明明明
明明明明明明明明明明
明明明明明明明明明明

B

第第第第第第第第第第
第第第第第第第第第第
第第第第第第第第第第
第第第第第第第第第第
第第第第第第第第第第
第弟第第第第第第第第
第第第第第第第第第第
第第第第第第第第第第
第第第第第第第第第第
第第第第第第第第第第
第第第第第第第第第第
第第第第第第第第第第

149日目 答え

A ⑤　　B ①　　C ⑤

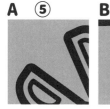 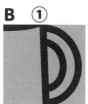 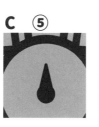

150日目 答え

とり ━ りきし ━ しろくま ━ まつり ━ りゅう ━ うし ━ しょーとけーき ━ きょうりゅう ━ うちゅう ━ うめ ━ めがね ━ ねこ ━ こうもり ━ りす

数学・計算

動物の正体

動物は、1〜9のいずれかの数字に置き換えることができます。
計算の内容から数字を判断して、動物の数字を答えましょう。

答え ➡ 165 ページ

A

$$4 + 8$$
$$1 \quad 2 \quad 5$$
 = ☐

B

$$2 + 8$$
$$1 \quad 3 \quad 7$$
 = ☐

C

$$1 + 4$$
$$1 \quad 1 \quad 3$$
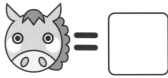 = ☐

D

$$1 + 5$$
$$1 \quad 3 \quad 9$$
 = ☐

なるほど
脳活

大韓民国の通貨単位は？　①ウォン　②ハングル

【160P・答え】　①眠気覚まし

154日目

漢字・言葉

逆さま読み四字熟語

ふたつの四字熟語を逆さまにして、ひらがなで交互に並べました。
元になっているふたつの四字熟語を漢字で書きましょう。

答え ➡ 165 ページ

A

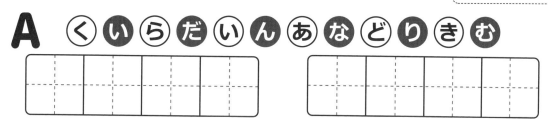

く　い　ら　だ　い　ん　あ　な　ど　り　き　む

非常識で困難な要求。

人が持っているさまざまな感情。

B

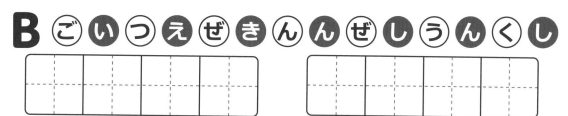

ご　い　つ　え　ぜ　き　ん　ん　ぜ　し　う　ん　く　し

それまでにはない考えや表現で、勢いを持ってその分野で活躍する将来の有望株。

常識では考えられない珍しいことや、未だかつてなく、今後も起こらないであろうこと。

C

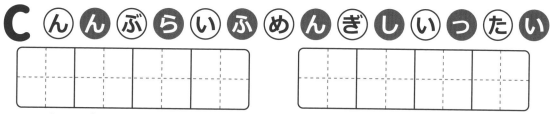

ん　ん　ぶ　ら　い　ふ　め　ん　ぎ　し　い　っ　た　い

まわりを気にせず、そのことに集中し、何物にも心を奪われずまい進する様子。

行動のよりどころとなる正当な理由や道理。

151日目 答え

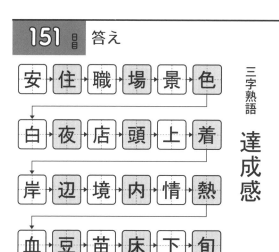

安	→	住	→	職	→	場	→	景	→	色
白	→	夜	→	店	→	頭	→	上	→	着
岸	→	辺	→	境	→	内	→	情	→	熱
血	→	豆	→	苗	→	床	→	下	→	旬

三字熟語　達成感

152日目 答え

A 「明」が並ぶ中に
一番上の行・左から9列目に「朋」がある

B 「第」が並ぶ中に
上から7行目・左から2列目に「弟」がある

155日目

漢字・言葉

漢字合体・熟語作り

A〜F それぞれに並ぶ文字は、漢字の部分を示しています。【例】を参考にして、漢字を組み合わせて、二字熟語を作ってください。

答え ➡ 167 ページ

【例】 竹 ＋ 角 ＋ 合 ＋ 刀 ＋ 牛 ➡ 解 答

A 垂 日 氏 目 ⬇

B 心 十 一 人 一 ⬇

C 立 日 日 月 日 ⬇

D 木 頁 彦 黄 ⬇

E 心 刃 矢 言 口 ⬇

F 敬 立 金 里 言 ⬇

なるほど脳活

①頭をかしげる　②首をかしげる、正しいのはどちら？

【162P・答え】　①ウォン

数学・計算
使わない数

A〜Iにある大きな数字は、ヨコにある4つの数字のうち、3つを足してできるものです。足し算に使わない数字に「×」を書いてください。

答え ➡ 167ページ

A

77　29　20
　　34　23

B

56　18　15
　　14　23

C

69　20　24
　　21　28

D

85　35　29
　　34　21

E

64　17　18
　　19　27

F

90　24　26
　　39　40

G

61　24　21
　　20　17

H

88　39　25
　　24　27

I

44　17　13
　　12　14

---

153 日目 答え

A = 7　B  = 5

C = 9　D = 8

154 日目 答え

A むりなんだい　【無理難題】
　きどあいらく　【喜怒哀楽】
B しんしんきえい【新進気鋭】
　くうぜんぜつご【空前絶後】
C いっしんふらん【一心不乱】
　たいぎめいぶん【大義名分】

157 日目

📐 図形

同じモノ探し

A 〜 P まで 16 の絵が並んでいます。この中に全く同じ絵がふたつ＝1 組あります。それは、どれとどれでしょうか？　A 〜 P の文字を〇で囲んでみましょう。

答え ➡ 169 ページ

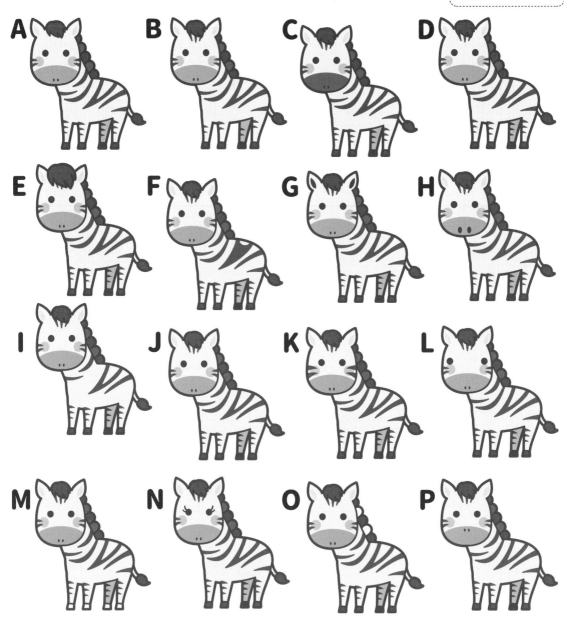

なるほど
脳活

押忍という言葉は何の略？　①お願いします　②おはようございます

【164P・答え】　②首をかしげる

166

158日目

漢字・言葉
四字熟語あみだくじ

四字熟語の最初の前半と後半の二字をあみだくじの要領でつなごうとしましたが、うまくいきません。図に2本の線を加えて、正しく四字熟語がつながるようにしてください。

答え ➡ 169ページ

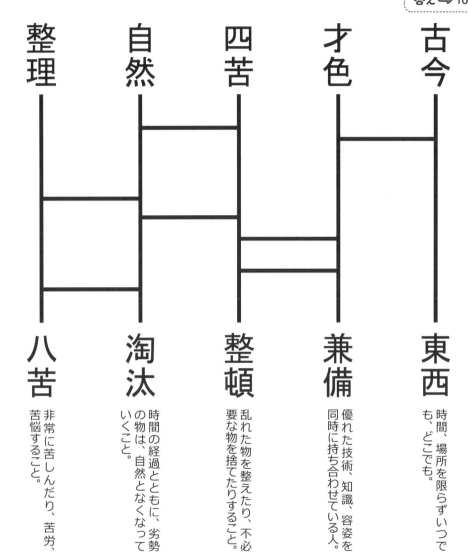

整理　自然　四苦　才色　古今

八苦　淘汰　整頓　兼備　東西

八苦：非常に苦しんだり、苦労、苦悩すること。

淘汰：時間の経過とともに、劣勢の物は、自然となくなっていくこと。

整頓：乱れた物を整えたり、不必要な物を捨てたりすること。

兼備：優れた技術、知識、容姿を同時に持ち合わせている人。

東西：時間、場所を限らずいつでも、どこでも。

155日目 答え		
A 昏睡	B 大志	C 明暗
D 横顔	E 認知	F 警鐘

156日目 答え		
A「29」	B「14」	C「24」
D「34」	E「17」	F「39」
G「21」	H「27」	I「12」

漢字・言葉

同じ漢字で四字熟語

A〜Fそれぞれに並ぶ4つのマスには、同じ漢字が入ります。それぞれの四字熟語が成り立つ「共通の漢字」を書きましょう。

答え ➡ 171ページ

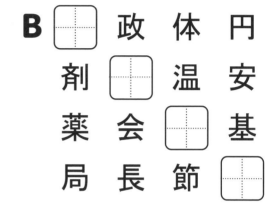

A

□	安	一	証
員	□	体	拠
集	地	□	保
合	帯	体	□

B

□	政	体	円
剤	□	温	安
薬	会	□	基
局	長	節	□

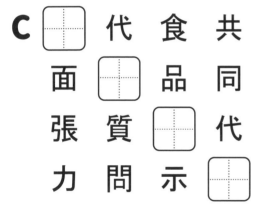

C

□	代	食	共
面	□	品	同
張	質	□	代
力	問	示	□

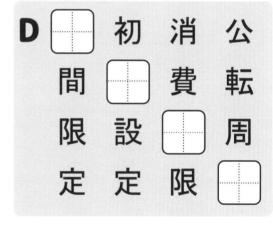

D

□	初	消	公
間	□	費	転
限	設	□	周
定	定	限	□

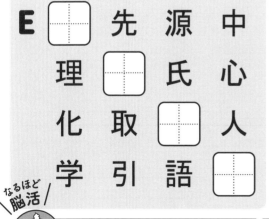

E

□	先	源	中
理	□	氏	心
化	取	□	人
学	引	語	□

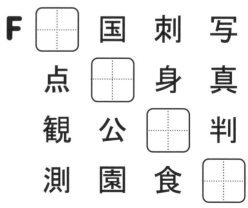

F

□	国	刺	写
点	□	身	真
観	公	□	判
測	園	食	□

なるほど脳活

デンマークの通貨単位は？　①ギルダー　②クローネ

【166P・答え】　②おはようございます

160日目

📟 数学・計算

お買い物計算

所持金と商品それぞれの金額を見ながら、A〜D の質問に答えてください。

答え ➡ 171 ページ

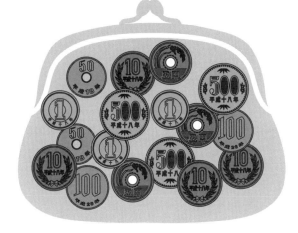

レンコン
¥260

カブ
¥110

A 財布の中には、全部でいくらのお金が入っていますか？

▢ 円

B 百円硬貨と五十円硬貨と十円硬貨の合計金額で、カブは何個買えますか？

▢ 個

C レンコン 2 個とカブ 4 個を買いました。所持金はいくらになりましたか？

▢ 円

D レンコンとカブを同じ数だけ買ったときの代金は ¥1850 でした。何個ずつ買ったのでしょうか？

▢ 個ずつ

157日目 答え

D と **J** が同じ絵です

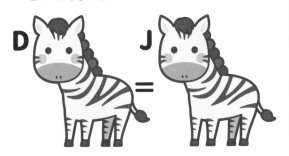

158日目 答え

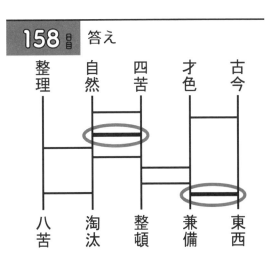

整理　自然　四苦　才色　古今

八苦　淘汰　整頓　兼備　東西

漢字・言葉
二字熟語ネットワーク

矢印の方向に読むと二字熟語ができるように、マスに漢字を当てはめてください。

答え ➡ 173 ページ

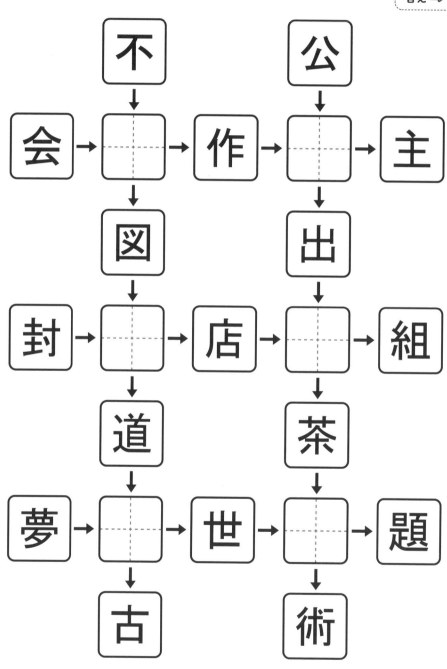

なるほど
脳活

①風下に置けない　②風上に置けない、正しいのはどちら？

【168P・答え】　②クローネ

📖 漢字・言葉

円形単語

A〜Dには、ある単語が円形に並んでいます。時計回り＝右回りで読むのですが、どこから読み始めるのかは、バラバラです。⑦にひらがな・カタカナの一字を入れて、言葉にして書きましょう。

答え➡173ページ

A

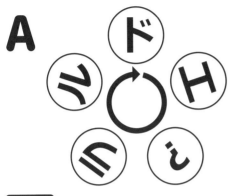

答え

B

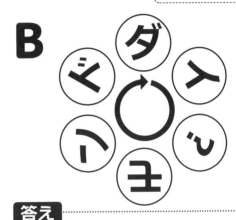

答え

C

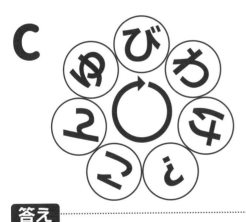

答え

D

答え

159日目 答え

A 全　**B** 調
C 表　**D** 期
E 物　**F** 定

160日目 答え

A 所持金は￥1858
B 百円硬貨2＝￥200＋五十円硬貨2＝￥100＋十円硬貨4＝￥40の合計￥340で、カブ￥110×3＝￥330　3個買える
C 所持金￥1858−（レンコン￥260×2＝￥520＋カブ￥110×4＝440の合計￥960）＝￥898
D レンコン￥260＋カブ￥110＝￥370　￥1850÷￥370＝5　5個ずつ買った

163日目

漢字・言葉
同じ漢字・読み方違い

A～Iそれぞれに並ぶ3つのマスには、同じ漢字が入ります。
ただし、読み方は違います。
言葉が成り立つ「共通の漢字」を考えて、書きましょう。

答え ➡ 175ページ

A

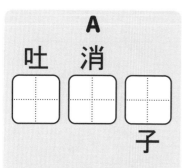

吐□　消□　□子

B

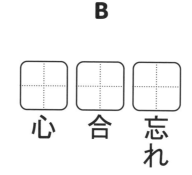

□心　□合　□忘れ

C

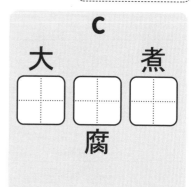

大□　□□　煮□
　　　腐

D

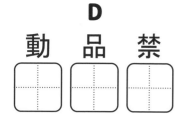

動□　品□　禁□

E

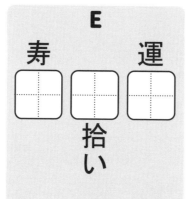

寿□　□拾い　運□

F

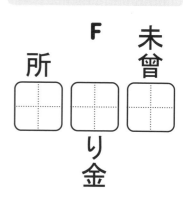

所□　□り金　未曾□

G

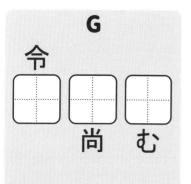

令□　□尚　□む

H

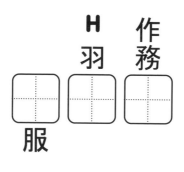

□服　羽□　作務□

I

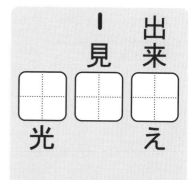

□光　□見　出来□え

パパラッチとはもともとどんな意味？　①ニシキヘビ　②やぶ蚊

【170P・答え】　②風上に置けない

数学・計算

選手番号の合計は100

あるスポーツで、チームの代表選手を3人選びました。その代表3人の番号を足すと「100」になります。どの3選手が、代表なのでしょうか？　下の□に書き出してみましょう。

答え➡175ページ

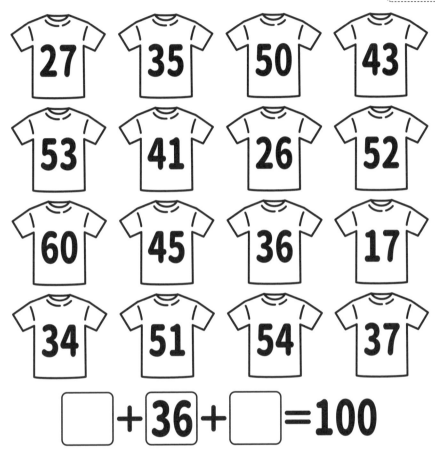

$$\boxed{}+\boxed{36}+\boxed{}=100$$

---

161 日目　答え

	不	公		
会→	合→	作→家→	主	
	図	出		
封→	書→	店→番→	組	
	道	茶		
夢→	中→	世→話→	題	
	古	術		

---

162 日目　答え

A「メ」を加えて
「エメラルド」
B「ヤ」を加えて
「ダイヤモンド」
C「っ」を加えて
「けっこんゆびわ＝結婚指輪」
D「し」を加えて
「しんろうしんぷ＝新郎新婦」

165 日目

数学・計算

鏡映しの時計

時計が鏡に映っています。とてもややこしいのですが、きちんと見たときの「正確な時間」を答えてください。

答え ➡ 177 ページ

A

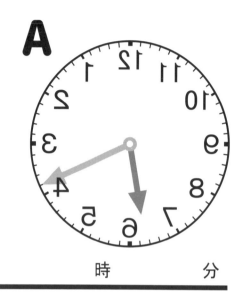

時　　　　　分

B

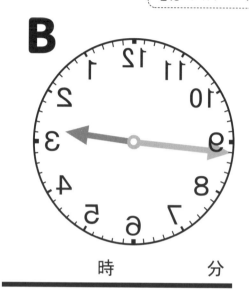

時　　　　　分

C

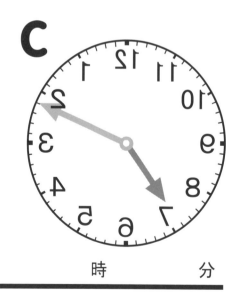

時　　　　　分

D

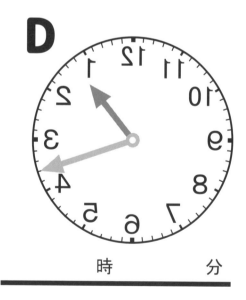

時　　　　　分

なるほど脳活

タイの通貨単位は？　①バーツ　②リラ

【172P・答え】　②やぶ蚊　有名人を追い回すカメラマンを、飛び回る蚊にたとえた

166 日目

漢字・言葉
仲間はずれ

A、B それぞれ、ある法則にしたがって、言葉を集めました。この中のひとつだけが、法則に合わない「仲間はずれ」になっています。「仲間はずれ」がどれなのか、答えてください。

答え ⇒ 177 ページ

A

とちおとめ	紅ほっぺ	あまえんぼ
ゆめあかり	あまおう	あすかルビー

● ヒント……真っ赤と思っていたら、最近は白いものも

B

ひとめぼれ	インカのめざめ	ゆめぴりか
はえぬき	あきたこまち	ななつぼし

● ヒント……炊き立てが最高

---

163 日目 答え

A 「息」吐息・消息・息子
B 「都」都心・都合・都忘れ
C 「豆」大豆・豆腐・煮豆
D 「物」動物・品物・禁物
E 「命」寿命・命拾い・運命
F 「有」所有・有り金・未曾有
G 「和」令和・和尚・和む
H 「衣」衣服・羽衣・作務衣
I 「栄」栄光・見栄・出来栄え

164 日目 答え

$$\boxed{27} + \boxed{36} + \boxed{37}$$
$$= 100$$

167 日目

🔍 図形

一度だけすべてを通る

動物があるマスを通らずに、他のマスをすべて「一度だけ」通って、スタートからゴールに抜け出てください。経路が交差してはいけません。

答え ➡ 179 ページ

A

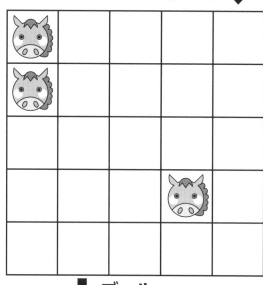

B

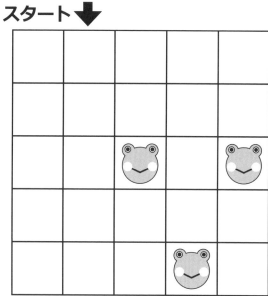

なるほど脳活

①下にも置かぬ　②上にも置かぬ、正しいのはどちら？

【174P・答え】　①バーツ

漢字・言葉
慣用句・線つなぎ

A ～ G の慣用句の前半と後半を線でつないで、意味が通るものにしてください。

答え ⇒ 179 ページ

A 虫が ● ● 張る

自信に満ちた、堂々とした態度を取ること。

B 胸を ● ● いい

自己中心的な考え、態度。他人を顧みず、自分の得を最優先する図々しさ。

C 目を ● ● くわえる

うらやましいと思いながら、手を出せずにいる状況。

D 指を ● ● 掛ける

さらに広く、大きく、程度をはなはだしくすること。大げさに伝えること。

E 藁にも ● ● 白黒させる

びっくりした様子。突然のこと、考えもしなかった結果に、慌てふためく状態。

F 輪を ● ● 肥える

主に同じ種類のものをたくさん見て、その価値を見分ける力が十分備わっていること。

G 目が ● ● すがる

どうしようもない状況、窮地で、頼りにならないものにも、助けを求めていく様子。

165日目 答え

A 6時19分　**B** 2時44分
C 7時11分　**D** 1時18分

166日目 答え

A「ゆめあかり」・リンゴのブランド名が仲間はずれ
イチゴのブランド名。「とちおとめ」「紅ほっぺ」「あまえんぼ」「あまおう」「あすかルビー」
B「インカのめざめ」・ジャガイモのブランド名が仲間はずれ　　米のブランド名。「ひとめぼれ」「ゆめぴりか」「はえぬき」「あきたこまち」「ななつぼし」

169日目

学習日　月　日

記憶力テスト

Aの図をよく見て、覚えてください。その後に、Bの計算をして、Cの設問に答えてください。最初にAを1分間見たら、もう後からは見ないことを守ってくださいね。

答え ➡ 181ページ

A　1分間、図をよく見て、動物と数字の関係を覚えてください。

ネコ = 4　　ウマ = 1　　タヌキ = 8　　イヌ = 5　　パンダ = 2

図を覚えましたね。ここからは　A　を一切、見ないでください

 進む

B　それぞれの数字に「3で割った答え」を□に書きましょう。

6 → ☐　　12 → ☐　　15 → ☐　　24 → ☐

9 → ☐　　18 → ☐　　27 → ☐　　36 → ☐

進む

C　Aの図を思い出して、動物に記されていた数字を書いてください。

☐　　☐　　☐　　☐　　☐

なるほど脳活

 サランラップという名前の由来は？　①人名　②化学素材

【176P・答え】　①下にも置かぬ

170日目

ナゾトレ

「ある」「なし」クイズ

「ある」の言葉は、共通の法則にしたがっています。その法則は何でしょうか？　言葉を分析して、法則を見抜いて答えてください。

答え➡181ページ

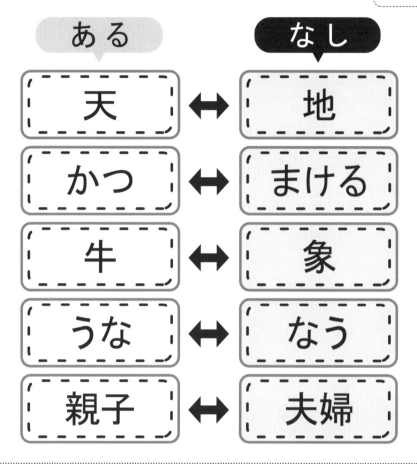

ある　　　　**なし**

ある		なし
天	↔	地
かつ	↔	まける
牛	↔	象
うな	↔	なう
親子	↔	夫婦

答え　「ある」に共通する法則

167日目 答え

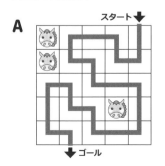

168日目 答え

A 虫がいい
B 胸を張る
C 目を白黒させる
D 指をくわえる
E 藁にもすがる
F 輪を掛ける
G 目が肥える

漢字・言葉

二字熟語しりとり

矢印の方向に読むと二字熟語の「しりとり」になるように、【候補】の中からマスに漢字を入れてください。さらに、使わずに【候補】に残った漢字で、三字熟語を作りましょう。

答え ➡ 183 ページ

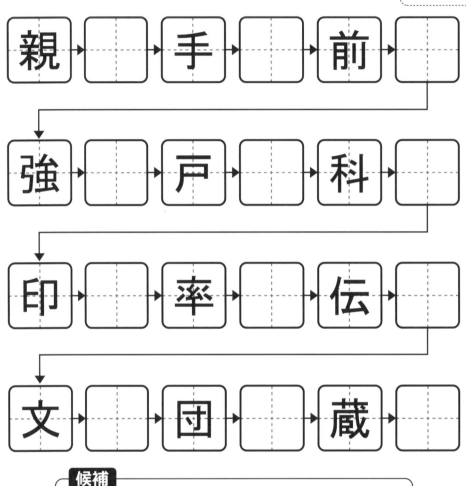

親		手		前	

強		戸		科	

印		率		伝	

文		団		蔵	

【候補】

目　腕　地　切　値　外　税　説
待　引　期　楽　屈　直　元

三字熟語

なるほど 脳活

ブラジルの通貨単位は？　①レアル　②レオン

【178P・答え】　①人名　技術者二人の妻の、サラとアンという名前にちなんで

172 日目

漢字・言葉

そっくり漢字探し

同じ漢字がたくさんならんでいる中に、よく似てはいるけれど違う漢字がひとつだけ混じっています。それを探し出してください。

答え ➡ 183 ページ

A

矛矛矛矛矛矛矛矛矛矛
矛矛矛矛矛矛矛矛矛矛
矛矛矛矛矛矛矛矛矛矛
矛矛矛矛矛矛矛矛矛矛
矛矛矛矛矛矛矛矛矛矛
矛矛矛矛矛矛矛矛矛矛
矛矛矛矛矛矛矛矛矛矛
矛矛矛矛矛矛矛矛矛矛
矛矛矛矛矛矛矛矛矛矛
矛矛矛矛矛矛矛矛矛矛
矛矛矛矛矛矛矛矛矛矛
矛予矛矛矛矛矛矛矛矛
矛矛矛矛矛矛矛矛矛矛

B

空空空空空空空空空空
空空空空空空空空空空
空空空空空空空空究空
空空空空空空空空空空
空空空空空空空空空空
空空空空空空空空空空
空空空空空空空空空空
空空空空空空空空空空
空空空空空空空空空空
空空空空空空空空空空
空空空空空空空空空空
空空空空空空空空空空
空空空空空空空空空空

---

169 日目 答え

B の計算の答え

6→ 2　12→ 4　15→ 5　24→ 8

9→ 3　18→ 6　27→ 9　36→ 12

A の図の数字を C に正しく書けましたか？

170 日目 答え

「ある」は丼の名前の一部である
「天丼」「かつ丼」「牛丼」「うな丼」
「親子丼」

図形
窓の形合わせ

A のレモン、B のパイナップルで、それぞれ①②のように、窓があります。この窓を合わせたときに、①②の形が一致するところはどこでしょうか？　3番目の図に、重なる窓を塗りつぶしましょう。

答え ➡ 185 ページ

A

① 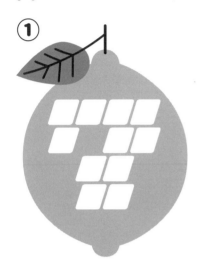　②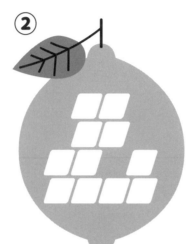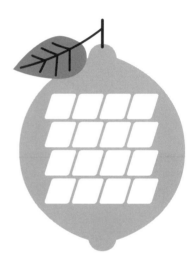

B

① 　②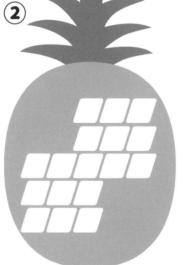

 なるほど脳活

①消息を絶つ　②消息を断つ、正しいのはどちら？

【180P・答え】　①レアル

漢字・言葉

逆さま読み四字熟語

ふたつの四字熟語を逆さまにして、ひらがなで交互に並べました。
元になっているふたつの四字熟語を漢字で書きましょう。

答え ➡ 185 ページ

A

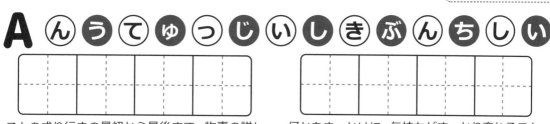

ことの成り行きの最初から最後まで。物事の詳しい事情。

何かをきっかけに、気持ちがすっかり変わること、変えること。

B

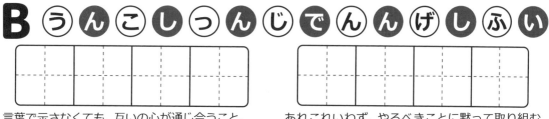

言葉で示さなくても、互いの心が通じ合うこと。

あれこれいわず、やるべきことに黙って取り組むこと。

C

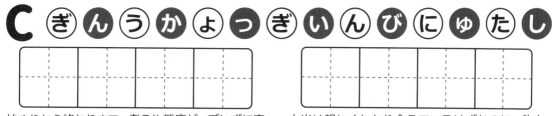

始まりから終わりまで、考えや態度が、ブレずに変わらないこと。

本当は親しくわかり合えているはずなのに、他人のように素知らぬ態度をとること。

171日目 答え

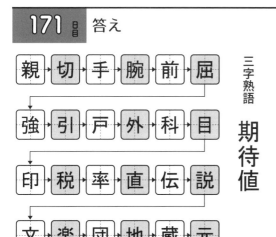

親→切→手→腕→前→屈

強→引→戸→外→科→目

印→税→率→直→伝→説

文→楽→団→地→蔵→元

三字熟語　期待値

172日目 答え

A「矛」が並ぶ中に
上から 12 行目・左から 2 列目に「予」がある

B「空」が並ぶ中に
上から 3 行目・左から 9 列目に「究」がある

漢字・言葉
漢字合体・熟語作り

A〜Fそれぞれに並ぶ文字は、漢字の部分を示しています。【例】を参考にして、漢字を組み合わせて、二字熟語を作ってください。

答え ➡ 187 ページ

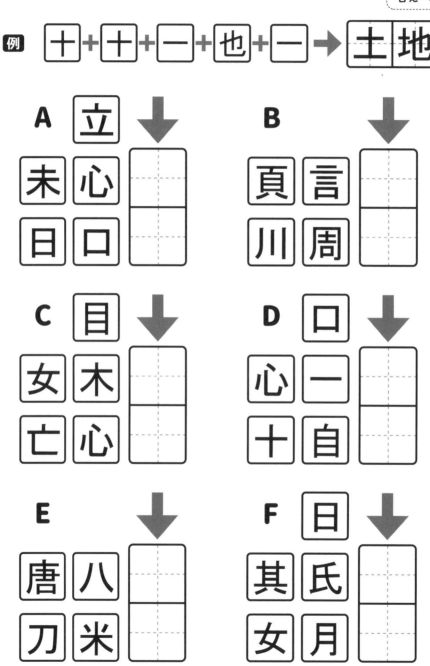

例　十 + 十 + 一 + 也 + 一 → 土地

A　立
　未　心
　日　口

B
　頁　言
　川　周

C　目
　女　木
　亡　心

D　口
　心　一
　十　自

E
　唐　八
　刀　米

F　日
　其　氏
　女　月

なるほど脳活

英語でそのまま発音して通じるのは？　①ビリビリ　②ジグザグ

【182P・答え】　①消息を絶つ

176日目

🖩 数学・計算

使わない数

A〜Ｉにある大きな数字は、ヨコにある4つの数字のうち、3つを足してできるものです。足し算に使わない数字に「×」を書いてください。

答え ➡ 187 ページ

A

61　| 29 | 15 |
| 17 | 30 |

B

76　| 25 | 20 |
| 35 | 21 |

C

70　| 30 | 21 |
| 18 | 22 |

D

95　| 24 | 36 |
| 29 | 42 |

E

68　| 28 | 17 |
| 22 | 23 |

F

39　| 9 | 10 |
| 11 | 18 |

G

97　| 32 | 28 |
| 42 | 27 |

H

87　| 35 | 29 |
| 22 | 30 |

I

81　| 40 | 20 |
| 39 | 22 |

173日目 答え

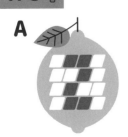

A

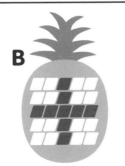

B

174日目 答え

A いちぶしじゅう【一部始終】
　　しんきいってん【心機一転】
B いしんでんしん【以心伝心】
　　ふげんじっこう【不言実行】
C しゅびいっかん【首尾一貫】
　　たにんぎょうぎ【他人行儀】

177日目

🔍 図形

間違い探し

AとBをよく見比べてください。Bには、Aと異なる「間違い」が6つあります。見つけて〇で囲みましょう。

答え ➡ 189 ページ

A

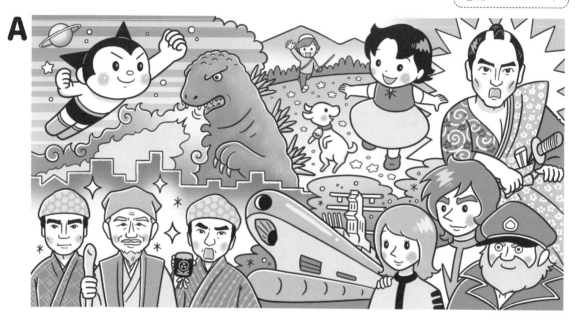

B

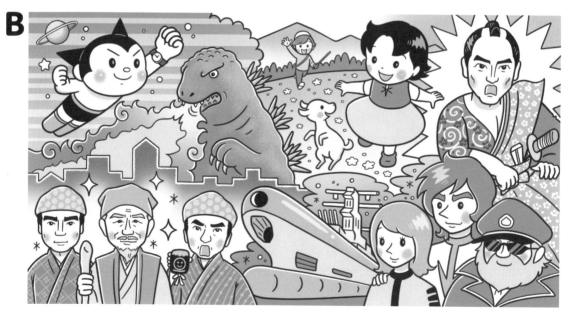

なるほど脳活

ロシアの通貨単位は？　①シリング　②ルーブル

【184P・答え】　②ジグザグ　「zig zag」で、ちなみに、フランス語でも通じる

📖 漢字・言葉

四字熟語あみだくじ

四字熟語の最初の前半と後半の二字をあみだくじの要領でつなごうとしましたが、うまくいきません。図に 2 本の線を加えて、正しく四字熟語がつながるようにしてください。

答え ➡ 189 ページ

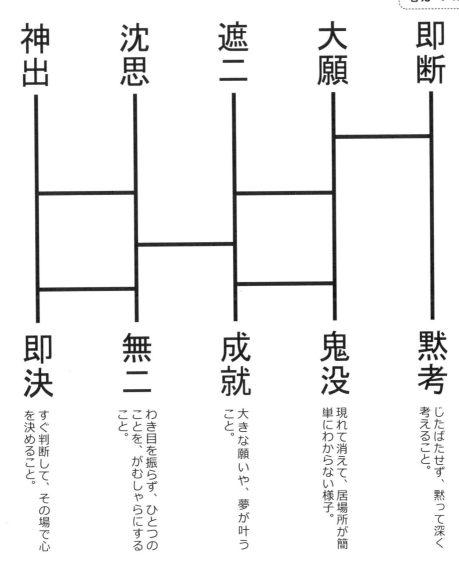

神出

沈思

遮二

大願

即断

即決
すぐ判断して、その場で心を決めること。

無二
わき目を振らず、ひとつのことを、がむしゃらにすること。

成就
大きな願いや、夢が叶うこと。

鬼没
現れて消えて、居場所が簡単にわからない様子。

黙考
じたばたせず、黙って深く考えること。

---

175 日目 答え

A 意味　B 順調　C 妄想

D 吐息　E 糖分　F 婚期

176 日目 答え

A「30」　B「25」　C「21」

D「36」　E「22」　F「9」

G「32」　H「29」　I「40」

漢字・言葉
同じ漢字で四字熟語

A～Fそれぞれに並ぶ4つのマスには、同じ漢字が入ります。それぞれの四字熟語が成り立つ「共通の漢字」を書きましょう。

答え⇒191ページ

A

□	合	小	区
学	□	料	画
療	主	□	整
法	義	屋	□

B

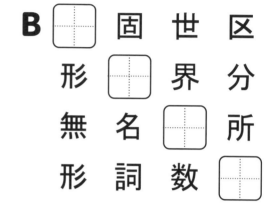

□	固	世	区
形	□	界	分
無	名	□	所
形	詞	数	□

C

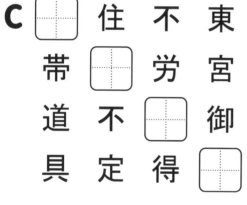

□	住	不	東
帯	□	労	宮
道	不	□	御
具	定	得	□

D

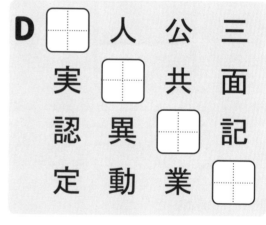

□	人	公	三
実	□	共	面
認	異	□	記
定	動	業	□

E

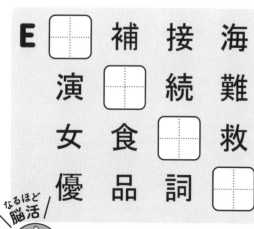

□	補	接	海
演	□	続	難
女	食	□	救
優	品	詞	□

F

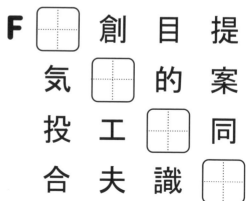

□	創	目	提
気	□	的	案
投	工	□	同
合	夫	識	□

なるほど脳活

①間が持てない　②間が持たない、正しいのはどちらか？

数学・計算

お買い物計算

所持金と商品それぞれの金額を見ながら、A〜D の質問に答えてください。

答え ➡ 191 ページ

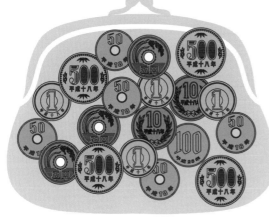

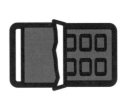

チョコ
¥320

クッキー
¥180

A 財布の中には、全部でいくらのお金が入っていますか？

　　　　円

B 五百円硬貨の合計金額から、残りの硬貨の合計金額を引くといくらですか？

　　　　円

C チョコとクッキーを 1 個ずつ合わせて買うと 1 割引きになります。セット料金はいくらですか？

　　　　円

D 所持金で C のセットを 5 セット買います。いくら残るでしょうか？

　　　　円

177日目 答え

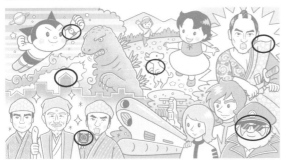

178日目 答え

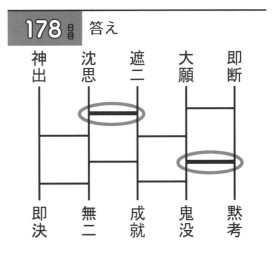

ついに完走のゴール
最後の仕上げに
パズルを
楽しみましょう！

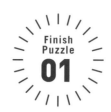

Finish
Puzzle
01

漢字詰めクロスワード

「候補」の漢字をマスに当てはめて、
熟語が重なりつながるクロスワードを作ってください。
小さな数字があるマスで、同じ数字の所には同じ漢字が入ります。

満	■	理	■	賢	1	■	
	才		学		■		完
■		■	■	■		選	■
	■	2	員		■		一
本	2	議	■	拠		■	■
3	■		長	■	数		化
1	道	■		限	■	引	■
権	■	間	■		率	3	

候補

確 会 人 期 末 点 的 能 択 元 天
補 科 時 芸 室 厳 基 証 者 値

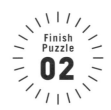

大		筋	■	[1]	夫		妻
■	三	■		括	■	機	■
[1]	寸		■	処	[2]	能	
任	■	手	料	[2]	■		■
■	眉		■	■		帯	
五		飯	■				■
■	秀	■		本	■	話	
高		人	参	■	教	■	約

候補

理 説 多 麗 台 所 電 先 携
一 胸 持 包 亭 目 古 集 力

179問 答え

A 理　B 有
C 所　D 事
E 助　F 意

180問 答え

A 所持金は￥2389

B 五百円硬貨4＝￥2000−（百円硬貨1＝￥100＋五十円硬貨5＝￥250＋
十円硬貨2＝￥20＋五円硬貨3＝￥15＋一円硬貨4＝￥4の合計￥389）
＝￥1611

C チョコ￥320＋クッキー￥180の合計￥500から
￥500の1割（￥500×0.1）＝￥50を引くと、￥450

D 所持金￥2389−（セット料金￥450×5＝￥2250）＝￥139残る

監 修

脳科学者

篠原 菊紀 Kikunori Shinohara

公立諏訪東京理科大学工学部情報応用工学科教授。医療介護・健康工学研究部門長

専門は脳科学、応用健康科学。遊ぶ、運動する、学習するといった日常の場面における脳活動を調べている。ドーパミン神経系の特徴を利用し遊技機のもたらす快感を量的に計測したり、ギャンブル障害・ゲーム障害の実態調査や予防・ケア、脳トレーニング、AI（人工知能）研究など、ヒトの脳のメカニズムを探求する。

パズル制作

大原 英樹 Hideki Ohara

パズル作家。書籍編集プロデューサー、作家、絶景写真家。タウン情報誌や旅の本と並行して、児童書、絵本、折り紙や切り紙の手芸本、中高年向けの脳トレ本の執筆、編集を手掛ける。著書多数。

1964年11月13日 滋賀県大津市生まれ
1987年3月 京都精華大学 美術学部デザイン学科 卒業

編集　　　　　**イラストレーション**

大原 まゆみ　　　平井 詩乃

デザイン

株式会社 東京100ミリバールスタジオ

大原 英樹

DTP

山崎 まさる

満		理		賢	¹人		補
天	才	科	学	者		未	完
	能		芸		厳	選	
基	²会	員	証		択	一	
本	²会	議		拠	点		元
³的		室	長		数	値	化
¹人	道		時	限		引	
権		期	間		確	率	³的

大	胸	筋		¹一	夫	多	妻
	三		包	括		機	
¹一	寸	先		処	²理	能	力
任		手	料	理		携	
	眉		亭		所	帯	持
五	目	飯		台		電	
	秀		古	本	説	話	集
高	麗	人	参		教		約

1日5分で脳がみるみる若返る！大人の脳活パズル180日

2023年9月15日発行　第1版
2024年3月15日発行　第1版　第2刷

監修者　　篠原菊紀
発行者　　若松和紀
発行所　　株式会社 西東社
　　　　　〒113-0034　東京都文京区湯島2-3-13
　　　　　https://www.seitosha.co.jp/
　　　　　電話　03-5800-3120（代）
※本書に記載のない内容のご質問や著者等の連絡先につきましては、お答えできかねます。

落丁・乱丁本は、小社「営業」宛にご送付ください。送料小社負担にてお取り替えいたします。
本書の内容の一部あるいは全部を無断で複製（コピー・データファイル化すること）、転載（ウェブサイト・ブログ等の電子メディアも含む）することは、法律で認められた場合を除き、著作者及び出版社の権利を侵害することになります。代行業者等の第三者に依頼して本書を電子データ化することも認められておりません。

ISBN 978-4-7916-3293-0